自立／自律した個人とチームを実現する!

アメーバ
ナーシング・システム

はじめに　自立／自律した個人とチームを実現する新看護方式の提案

看護現場の現状：金属疲労を起こしていた看護方式からの転換

　私が看護部長を務めるようになって，かれこれ15年が経過しました。そして今，私が考えているのは，**看護部長が現場を統率するために最も重要なのは，看護方式であるということ**です。

　私が勤務する東鷲宮病院は，かつては**プライマリーナーシング＋チームナーシングの変則看護方式**を採用していました。この方式の特長は，極めて効率が良いということです。しかし，問題が2つありました。

　1つは，**看護師を他人任せ，責任回避状態**にしていることでした。私には，この看護方式が"その日暮らし"，つまり，その場をやり過ごせば何とかなると考える看護師を生む無責任な方式であるように思えたのです。これを阻止するためには，**看護師一人ひとりが当事者意識を持ち，主役となる体制**にする必要がありました。

　2つ目の問題は，業務中心であるため，看護師の業務が**"孤独なJob"**となりがちだということです。つまり，チームナーシングとは名ばかりであり，チームでのかかわりが希薄だということです。

　看護業務において，他者との一体感やつながりは重要であり，働く原動力になると考えます。私が理想とするのは，**「新人はベテランをリスペクトし，ベテランは新人を育成していく」**という相互支援による人材育成が可能な状態です。

　私の理想とする状態を実現する看護方式はないかと探していた折，京セラ株式会社の名誉会長である稲盛和夫氏の著書の『**アメーバ経営　ひとりひとりの社員が主役**』（日本経済新聞出版社，2006年）を読む機会がありました。「**小集団方式**」「**全員参加型**」「**一人ひとりが主役**」というフレーズが私の求めていた看護方式にぴったり重なりました。これをきっかけに，私は，当院の看護方式を**東鷲宮病院独自の看護方式「アメーバ・ナーシング・システム（ANS）」**に転換することを決意したのです。

　実際にANSを取り入れて分かったのは，ANSは看護を提供するためだけのものではなく，**看護部の組織づくりにも有効**であるということでした。現在は，少しずつ現場の声を聞きながらより良いシステムに変えつつある状態ですので，本書では，現段階の中小規模病院にマッチする看護方式としてANSを皆様に紹介します。

　そして最後に，私と共に試行錯誤しANSの導入に取り組んでくれた東鷲宮病院の看護マネジャーおよびスタッフに心から感謝します。また，本書の執筆を支援してくださいました日総研出版の山田圭一氏，新看護方式のヒントを与えてくださったグローバル的アメーバ経営を創出した稲盛和夫氏に深く感謝申し上げます。本書が中小規模病院の看護の質向上に少しでもお役に立てることを祈念しております。

2021年2月

医療法人三和会　東鷲宮病院　看護部長／産業能率大学　兼任教員

Ph.D./MBA/MSN／認定看護管理者　佐藤美香子

本書の活用の仕方

　本書では，多忙を極める読者のために，短時間でアメーバ・ナーシング・システム（ANS）を理解していただけるよう工夫しています。各章の概要を下記にまとめましたので，参考にしてください。

第1章	中小規模病院を取り巻く環境の変化に対応できる看護方式アメーバ・ナーシング・システム（ANS）	なぜ，今，中小規模病院にANSが求められているのかを解説します。
第2章	アメーバ・ナーシング・システム（ANS）ダイジェスト版【分かりやすく要約】	新型コロナウイルスをはじめ，日々業務に忙殺されている皆様に本章を読めばANSの概要がイメージできるようにまとめています。スライドに目を通すだけでも，ある程度理解できるように工夫しました。余裕がある方は，本文もお読みください。
第3章	花子師長と看護部長の会話から学ぶアメーバ・ナーシング・システム（ANS）の仕組み	花子師長と看護部長の会話形式でANSを解説しました。ストーリーにすることで，自然とANSが理解できるようになります。
第4章	アメーバ・ナーシング・システム（ANS）のコンセプト「一人ひとりの看護師が看護の主役」	ANSが最も大事にしていることは，「人の心」であり，一人ひとりの看護師が理想の看護を行うことです。本章では，そのANSの精神について解説しています。
第5章	リッカートの「連結ピンモデル」でアメーバ・ナーシング・システム（ANS）を考える	ANSには，リッカートの連結ピンモデルの理論も取り入れています。ANSのキーマンとなるアメーバ・リーダーが果たす役割を連結ピンモデルで解説します。
第6章	アメーバ・ナーシング・システム（ANS）の運用にあたって	本章では，ANSの運用方法を具体的に解説しています。
第7章	アメーバ・ナーシング・システム（ANS）で期待される成果	ANSを導入することによって期待される効果についてまとめています。
第8章	アメーバ・ナーシング・システム（ANS）のキーマンアメーバ・リーダーの育成と情報リテラシー教育	連結ピンの役割を果たすアメーバ・リーダーの「あるべき姿」を詳しく解説すると共に，ANSの鍵となる情報の共有化を推進するための情報リテラシー教育についても触れています。
第9章	アメーバ・ナーシング・システム（ANS）の導入プロセス	変革理論を踏まえながら，実際に地域包括ケア病棟にANSを導入した事例を紹介します。
資料集	ANS導入時に役立つ資料集【ダウンロードシート】	ANSを導入することを想定し，ANSの理解を深めた上で，導入に向けてすぐに活用できるシートを紹介します。

目次

第3章
花子師長と看護部長の会話から学ぶ
アメーバ・ナーシング・システム（ANS）の仕組み

第4章
アメーバ・ナーシング・システム（ANS）のコンセプト
「一人ひとりの看護師が看護の主役」

第5章
リッカートの「連結ピンモデル」で
アメーバ・ナーシング・システム（ANS）を考える

第6章
アメーバ・ナーシング・システム（ANS）の運用にあたって

第7章
アメーバ・ナーシング・システム（ANS）で期待される成果

資料集で紹介しているシート（P.203〜224）は，すべて日総研ホームページの特設サイトからPDFデータをダウンロードできます。下記メールアドレスに空メールを送ってください。

ameba@nissoken.com

折り返し，ダウンロードサイトのリンク先とパスワードを送りますので，データをダウンロードしてご利用ください。

ダウンロードシート一覧

1．佐藤式問題意識チェックシート
2．自部署の分析・自部署の戦略
3．自部署の戦略マップ
4．病棟のアクションプラン（学習と成長の視点・業務プロセスの視点・内部顧客の視点）
5．自部署の理想のイメージ・病棟のビジョン・自部署へのANS導入のイメージ
6．ANS導入の必要性を啓発するためのストーリー
7．ANSの概要
8．スタッフの力関係を可視化するリッチピクチャー
9．アメーバ・リーダー，統括アメーバ・リーダー，副アメーバ・リーダー，アメーバ・メンバーの選出
10．ANSの組織図
11．ANSのチーム体制
12．情報共有の仕組み
13．ANSの受け持ち患者体制の仕組み
14．小さな目標
15．ANS月間目標シート
16．ANS委員会規定
17．アメーバ・リーダー「あるべき姿」の15項目
18．3者面談シート
19．ANS研修プラン

第1章

中小規模病院を取り巻く環境の変化に対応できる看護方式

アメーバ・ナーシング・システム（ANS）

中小規模病院が環境の変化に対応するには，中小規模病院独自の看護方式が必要です。

・少ない人員でも何とかなる

・退職者が出ても何とかなる

・大変でも元気で頑張れる

これらの理想を現実にできるのが，ANSです。

中小規模病院における看護方式の現状

　「はじめに」でも述べたように，私が看護部長として勤務したこの15年間，私が勤務していた病院では**プライマリーナーシングとチームナーシングを組み合わせた看護方式**で看護を提供してきました。なぜなら，当時，最も良い看護方式は，１人の看護師が入院から退院まで担当するプライマリーナーシングであると思っていたからです。しかし，この方式は十分な数の看護師が必要であり，プライマリーナーシング単体で行うことは小規模病院には無理がありました。また，**看護師の技能も十分に成熟**していなければなりません。そこで，それを**補足する方法としてチームナーシングを**取り入れ，「プライマリーナーシング＋チームナーシング」の変則看護方式としたのです。

　しかし，患者が目まぐるしく入れ替わり，医師からの指示も刻々と変化する現場では，看護師は医師の指示を間違いなく実行するだけで精一杯でした。これは，看護業務が医療事故と背中合わせの状況にあるとも言え，看護師の日々の目標は，患者を回復させるというよりも**「その日を無事に事故なく過ごす」**というとても**レベルの低い**ものとなっているようでした。これでは，患者中心ではなく，業務中心と言わざるを得ません。**「看護師は患者をアセスメントし，患者の問題点を抽出して看護独自の支援策を打ち出し，看護チームとして患者に寄り添いながら，患者を回復させていく」**という私の理想とする看護とは程遠いものだったのです。

1）名ばかりの "看護チーム"

　当時のチームナーシングのリーダーは，医師からの指示受けにミスしないようにと，血眼になっていました。指示受けをミスすれば信頼できない看護師と評価されるからです。そのため，**リーダーは自分の業務を最優先し，メンバーのことにまで気が配れない状況**でした。この状態が続くうちに**「リーダー業務は負担が大きいから，リーダーにはなりたくない」**と言い出す者まで出てくるようになってしまいました。

　一方，メンバーは，受け持ち患者の業務を遂行することに集中し，**ほかのメンバーのことなど構っていられない状況**でした。

　このように，看護チームとしての連携はなく，看護チームは名ばかりの状態でした。

2）作業中心の業務

　医師から「患者の問題点が明確にされていない」と指摘されるなど，日によって受け持ち患者が変わることにより，患者のアセスメントや問題点などは断片的な情報となり，チームで共有できない状況になっていました。看護師，看護チーム，プライマ

リーナースの権限や責任があいまいで，プライマリーナースの業務は，入院時の看護計画立案とサマリーを書くという作業中心のものになり，**診療の補助としての治療は継続されても，支援を含めた看護は継続されていない状況**だったのです。

３）無関心と依存体質

　「問題が発生しても解決するのは管理職の仕事だからと，自分で解決しようとしない」「同僚がアクシデントを起こしても気に留めず失敗から学ばないため，同じアクシデントを起こしてしまう」「トラブルが発生しても管理職しか対応できない」といった状況が発生していました。

　また，当院は混合病棟であるため，多方面の知識・技術が要求されますが，メンバーはそれらが身についておらず，**難易度の高い技術は看護師長にお任せというような，看護師長や主任に依存する体質**になっていました。そのため，看護師長はさまざまな対応に追われ，今度は何が起こるのかと常に気が張り詰めた状態でした。主任もスタッフや医師との調整に翻弄されて疲れてしまい，管理職を断念する者もいました。

４）ぜい弱な人材育成制度

　人材育成の面では，プリセプターはいるものの，「すれ違い勤務などで実際に指導することが困難である」「看護チームが固定されていないため，チームからの支援がない」などの問題がありました。その結果，居場所を見つけられず退職を申し出る新人・中途採用者もおり，残念な結果になることもありました。

＊　　＊　　＊

　本来，看護師の業務は"孤独なJob"ではなく，相互に支援しながら，患者に継続的な看護を行い，患者の回復過程を支えることです。そのためには，人材が潤沢でない中小規模病院に合った看護方式が必要だったのです。

中小規模病院を取り巻く環境の変化と生き残るために必要なこと

●医療界の変化

　近年，医療界は目まぐるしく変化しています。中小規模病院も例外ではありません。現場に身を置く私たちは，とかく感覚が麻痺しがちですが，医療界の変化を敏感にとらえ，対応しなくてはなりません。

1）ジプシーナースの増加現象

専門性の高い職業である看護師は，「この病院でずっと働きたい」と考える人ばかりではありません。勤務条件や人間関係などを理由に次々と転職を考える人もいます。近年は，人材バンクなどに登録すれば，簡単に雇用先を見つけることができるようになりました。**雇う側より，雇われる側のパワーが増している時代**と言えます。

2）珍しくなくなった病院の倒産・経営母体の変更

倒産する病院や経営母体が変わる病院のニュースを新聞紙上などで見ることが多くなりました。企業が経営していた病院を手放す，巨大病院グループに吸収されるなどの事態が起こっているのです。

3）全国的に広がる機能が重複する公的病院の統廃合

国立病院や地方自治体病院の独立行政法人化が進みましたが，最近はこれらの病院の統廃合が議論されています。地域医療構想において，同一のエリアに同じ病院機能を持つ公的病院は必要ないと考えられているようです。

4）急性期一般病院の削減を目的とした診療報酬の連続改定

急性期一般病院の削減を目的とする診療報酬の改定は，ますます厳しさを増しています。とりわけ7対1入院基本料取得病院を削減するため，重症度，医療・看護必要度の要件は，診療報酬改定の度に変更されています。重症度，医療・看護必要度の要件を満たせないことから，急性期一般病棟から地域包括ケア病棟または回復期リハビリテーション病棟に転科する病院が増えています。

5）病院以外での需要が増え慢性化する看護師不足

看護大学や看護学部の新設など看護師養成機関は年々増加しているのにもかかわらず，看護師の数は常に不足傾向にあります。その背景には，女性看護師は結婚や出産などを理由に休職・退職することだけではなく，介護施設や事業所など看護師を必要とする施設が増えていることが考えられます。

6）介護施設に流出する看護補助者の増加

看護師の負担を軽減するため，看護補助加算などは高い診療報酬が設定されていますが，看護補助者を十分に確保するのは厳しい状況です。これは，介護施設の増加により，病院から介護施設に看護補助者が流出することも一因と考えられます。

●看護師が働く環境の変化

　現場の看護師は頑張っているけれども，業務量が漸増しており，疲弊している様子が多々見受けられます。

1）中堅よりも新人に重きを置く教育体制

　近年の教育は新人を重点的に行われており，新人の離職は少なくなりました。一方で，**経験年数5〜6年の中堅看護師を対象とした教育は，支援体制が不十分で，自主**的に参加する院外研修などに頼っていることが多いのが現状です。

2）他科の入院患者にも対応できるよう求められる幅広い知識と技術

　最近は，ベッド稼働率を上げるために標榜診療科以外の患者の入院を受け入れることが増えました。そのため，総合的看護や診断・治療の知識が必要になっています。

3）在院日数短縮による慢性的な業務過多

　平均在院日数は，年々短くなっています。そのため，看護師の業務はケアの提供ではなく作業が中心で，**患者のことを考える余裕がない状況**です。また，リスク回避の観点から，事故なく遂行することに追われがちになっています。

4）退院支援専門担当者の設置

　退院支援は専任担当者に任せることが増えてきたため，病棟看護師は，**退院後の暮らしに目が行かない状況**があります。その結果，患者は退院後，病院ではできていたことが在宅ではできないなどの不具合が発生しています。

5）看護業務以外に疲弊する3年以上の看護師

　経験年数の多い看護師は，**新人指導や委員会活動，看護研究**などが求められ，看護業務以外の負担が増えがちです。

●中小規模病院が生き残るために必要なこと

　今後，病院が存続するためには，病院の収益確保と看護師の人材確保が鍵であることは間違いありませんが，それに加え，医療事故や院内感染を起こさないというリスク防止も大切です。

1) 収益を確保する

　収益を上げるためには，漏れのないように診療報酬を確実に算定することが必要です。その中でも入院基本料は最も重要です。入院基本料の要件は，**①患者対看護師の人数の比率，②平均在院日数，③看護師の月平均夜勤時間数，④重症度，医療・看護必要度**の4つです。

2) 看護師を確保し定着させる

　中小規模病院が看護師を確保することは，大規模病院に比べ厳しい状況にあります。特に新卒看護師の確保は難しいため，スタッフに看護師の友人を紹介してもらったり，手数料がかかっても人材派遣会社を活用したりして中途採用者を積極的に確保することになりますが，面接だけで能力や資質を判断することは困難です。ですから，ようやく確保した看護師を定着させる施策が必要となります。

3) 看護師の育成を強化し実践能力を高める

　医療事故や院内感染が発生すると，病院は風評被害などにより存続の危機に陥ります。これを防止するためには，看護師の育成を強化し，看護実践能力を高める必要があります。

●看護師に求められるもの

1) 2役・3役こなせる応用力

　このような混沌とした状況の中で，**求められる看護師像**は重要となってきます。中小規模病院は，大規模病院と比べて看護師の数は少なくても，機能は変わりません。ですから，中小規模病院の看護師は，1人1役ではなく，2役も3役もこなせる，つまり，**応用力がありどこの診療場所でも仕事ができること**が求められていると考えます。

　慢性期でも急性期でも，どの診療科でも臨機応変に対応できる，そのような**看護師を育成する仕組み**をどういう方法でつくっていくかが重要です。

2) 「為すべきことを為す」行動力

　私が当院に着任した時，まず始めたことは**看護部の理念の作成**でした。これは，**看護師のベクトルが同じ方向を向いていなければ良い看護は提供できない**と考えたからです。そして，「身体的・精神的・社会的なケアにより，本来クライエントの持っているパワーを最大限に引き出し，回復力を促進できる看護・介護を提供する」という理念を作成し，この理念の下に看護の質を向上させることにしました。

　最初，当院の看護部は，看護師一人ひとりが医師の指示を待って動いているような状態でした。そこで，**看護部をピラミッド型の組織にすることを第一の目標**としまし

た。そのためには，**看護師長教育が重要**で，看護師長には“一国一城の主”であることを認識させ，「自分の城は自分で守れ」と教えました。そして，**自分が為すべきことを明確にすること**が重要であることを教えました。為すべきこととは，次の3つです。

①医療事故を阻止する

　事故があれば患者に申し訳ないばかりではなく，看護師長自身が管理責任を問われます。**看護部という組織において，看護部長と看護師長と看護師は一心同体である**こと，そのためには，医療事故が起こらないように常にアンテナを張り，何が何でも事故を阻止しなければならないことを教えました。

②経営に責任を持つ

　病院が倒産などすれば，病院職員が路頭に迷うだけでなく，地域の患者も困ります。ですから，**看護師長も経営に責任を持ち，入院基本料の要件を必ず満たす**，すなわち，ベッド稼働率と平均在院日数をクリアできるようにコントロールしなければならないと教えました。

③助け合って最強のチームをつくる

　「回復力を促進する看護・介護を提供する」という看護部の**理念に沿う看護をする**ように教えました。つまり，「回復を阻害することは一切しない」，そして「患者の回復力が促進されることをする」という視点で看護をするということです。そして，看護部目標「安全に配慮し，互いに支えながら看護・介護の質を向上させる」の達成を目指し，**個人プレーを戒め，助け合って看護部が最強のチームになる**よう日々切磋琢磨することの必要性を啓蒙しました。

これまでの中小規模病院の看護方式

　上述の事柄は私の頭のイメージで，伝えきれない部分もあるため，私が今まで行ってきた**看護管理の暗黙知を形式知に変えることが必要**であると考えました。さらに，私たちが**成長・進化していくためには，カタチとしてつくり上げることが重要である**と思いました。物事にはすべて基本形（カタチ）があり，この**基本形がなければ応用は利かない**からです。

　医療界は不確実性の時代に突入していると言えます。そのような時代に対応するためには看護部組織を盤石なものにすること，つまり，企業で言うところの**ビジネスモデルである看護モデルの体系として新しい看護方式**が必要だと考えたのです。

●従来の看護方式

　日本で古くから行われていた看護方式には，**受け持ち看護方式，機能別看護方式，**

チームナーシング，固定チームナーシング，プライマリーナーシング，モジュラーナーシングなどがあります。最近開発された看護方式としては，パートナーシップ・ナーシング・システム® (以下，PNS)，セル看護提供方式という方法もあります。

　主な看護方式の特徴について見ていきましょう。

●主な看護方式の特徴とメリット・デメリット（表1）

1）チームナーシング

▶特徴：チーム全体で看護

　チームナーシングは，文字どおり**チーム制で看護を提供**する方式です。チームには，中堅看護師から新人看護師まで均等に配置されます。また，チーム内にはスキルが高く，適切に指示を出せる**チームリーダー**がいます。

▶メリットとデメリット

　メリットは，チームで看護を提供するため，**どの患者にも均等に質の高い看護を提**

表1 ANSと従来の看護方式の特徴とメリット・デメリット

看護方式	特徴	メリット	デメリット
ANS	小集団・全員参加型 チーム内育成型 組織システム型看護方式	チーム内の信頼関係や支援体制が強固で，チーム内で人材育成ができる 他チームとの情報交換もあり，情報の連絡経路が明確である	看護師の退職や異動時，看護実践能力を踏まえた補充が難しい
チームナーシング	チーム全体で看護する	看護実践能力に差があってもチーム全体で看護できる	担当看護師が固定していないので，看護の責任の所在が不明確
固定チームナーシング	チームを固定して看護する	チームを固定し，受け持ち看護が決まっているので，患者に安心感を与えられる	チームが固定しているので，他チームの情報が把握できない
プライマリーナーシング	入院から退院まで担当看護師が看護する	入院から退院まで担当の受け持ち看護師が細部にわたり看護できる	ほかの患者のことが把握できない
モジュラーナーシング	固定チームナーシングとプライマリーナーシングの機能を併せ持つ	固定したチームで患者を受け持ちながら，チームで支援しつつ看護が提供できる	看護師の退職や異動により補充が容易でない面もある
PNS	2人1組で互いに支援しながら安心して安全に看護を提供できる	経験の少ない新人やブランクのある看護師でも安心して働くことができ，コミュニケーションも円滑となり，看護の質が向上する	2人1組のため，自立時期があいまいとなる
セル看護提供方式	1人の看護師が受け持つ患者数を最小限にして看護する	最少人数を受け持つため，看護が細部にまで行き届く	看護実践能力の差により，提供する看護が異なる

供できることです。また，看護実践能力が高い看護師がリーダーシップを取ることにより，未熟な看護師の不足している能力を補うことができます。そして，**少ない人数で効率的に看護を提供できる**という点が優れています。

　デメリットとしては，担当看護師が定まっていないため，**患者への看護の責任の所在が不明確**であることです。

2）固定チームナーシング

▶特徴：固定したチームメンバーで看護

　固定チームナーシングは，**チームナーシングが変化した看護方式**です。チームナーシングとの違いは，**リーダーもメンバーも固定されている**という点です。また，患者に受け持ち看護師がつき，一定期間同じチームで継続して看護を続けます。患者への看護の責任者は主に受け持ち看護師となり，チーム全体で受け持ち看護師をサポートします。

▶メリットとデメリット

　メリットは，患者にとって**受け持ちの看護師が明確**となるため，患者に安心感を与えることができます。また，受け持ち看護師は，チームから支援を得ることにより，質の高い看護を提供できますし，受け持ち看護師が不在の時もチーム内の代行者が継続して質の高い看護を提供できます。そして，こうして助け合うことでチーム力が向上し，チームの協力体制を強化できます。

　デメリットは，**看護師の退職や異動により受け持ち看護師がいなくなると，チーム内の看護師の負担となり**，チームとして機能しない状態になる可能性があることです。

3）プライマリーナーシング

▶特徴：入院から退院まで責任を持った看護

　プライマリーナーシングは，1人の看護師が**患者の入院から退院までを責任を持って受け持つ**看護方式です。1人の看護師が担当する患者は2〜7人です。受け持ち看護師が不在の時は，受け持ち看護師の指示に従い，ほかの看護師が代行します。

▶メリットとデメリット

　メリットは，入院から退院まで1人の看護師がかかわるため，**患者と信頼関係を構築しやすく，質の高い看護を提供できる**ことです。また，継続して同じ患者を看るため，**日々の状態変化に気づきやすい**こともメリットです。こうしたことは，**看護師の職務満足度を向上**させ，自律した看護師の育成につながります。

　デメリットは，看護師の**看護実践能力の差がそのまま看護に反映される**ため，提供する看護に格差が生じる可能性があることです。また，看護師が個々の判断で看護を提供することにより，**看護師同士のコミュニケーションが不足**し，支援する体制になりにくいと言えます。

4）モジュラーナーシング

▶**特徴：プライマリーナーシングと固定チームナーシングを組み合わせた看護**

　モジュラーナーシングは，プライマリーナーシングと固定チームナーシングを組み合わせた看護方式です。**チームの中にグループをつくり，そのグループが患者の入院から退院までを受け持ち**ます。

▶**メリットとデメリット**

　メリットは，グループで患者を受け持つためグループ内のコミュニケーションが円滑に行われ，グループメンバー同士で支援し合うことにより，質の高い看護を提供できることです。

　デメリットは，**グループ以外のメンバーとのコミュニケーションが少なくなる**ことです。急変対応など応援が必要な時に，日頃のコミュニケーション不足から円滑に応援が得られない可能性があります。

5）PNS

▶**特徴：看護師２人が１組になって看護を提供**

　２人１組になり，互いに相談・支援しながら看護を提供する看護方式です。

▶**メリットとデメリット**

　メリットは，新人やブランクのある看護師でも安心して安全に働くことができ，コミュニケーションも円滑になり，看護の質が向上することです。

　デメリットは，２人１組のため，十分な要員の確保が必要になることです。

6）セル看護提供方式

▶**特徴：最小単位で看護を提供**

　セル看護提供方式は，看護師長以外の看護師全員がそれぞれ３〜５人の**患者を受け持つ**看護方式です。

▶**メリットとデメリット**

　メリットは，受け持つ患者が少ないため，**褥瘡や転倒転落事故防止などに細かく配慮した質の高い看護を提供でき，超過勤務の削減などにも効果がある**ことです。

　デメリットは，**看護実践能力の差があると，提供する看護に差が生じる**ことです。

●従来の看護方式ではうまくいかないわけ

1）要介護者の入院が増えている

　高齢化が進み，認知症患者や寝たきり患者のような**ADLの低い患者が入院していることが増えました**。こうした患者には，多くのスタッフが必要ですが，入院基本料10対１以下を取得している病院では１人当たりの患者に対する看護師数が少ないこ

とから，効率的な看護が必要とされます。

2）経験不足の看護師も多い

転職を繰り返す看護師が多くなっている現状から，施設基準の人数は満たしていても，実際には部署の経験年数が少ない看護師が多いなど，相対的に部署の看護実践能力が低下しています。つまり，低下した看護実践能力を補完する体制が必要だということです。

3）身体的にも精神的にもストレスが多く，常に疲れている

看護師の仕事は**感情労働***1と言えます。常に自分の気持ちを抑え，患者に寄り添うことがあるべき姿とされるため，日常的に抑うつ状態となりがちです。また，医療チームとして動くことから，医師との関係性やほかのメディカルスタッフとの協働などにおいても気配りが必要となり，心理的ストレスが発生しやすい状態でもあります。さらに，仕事に打ち込むあまり**ワーカホリック***2にもなりがちです。看護業務は８K（きつい，危険，汚い，帰れない，休暇が取れない，給料が安い，婚期が遅れる，化粧がのらない）とも言われるように，リスクが高く，体力が必要とされます。そうした困った状況を誰かが支援する体制をつくっておかなければ，看護師は疲弊してしまいます。

＊　　＊　　＊

以上から，中小規模病院が求める看護方式は，**「効率の良い看護ができる」「経験の少ない看護師をフォローできる」「心身ともに無理なく働ける」**ことが理想と考えます。しかし，これまではそのような看護方式はありませんでした。

＊１　**感情労働**：社会学者Ａ・Ｒ・ホックシールドが提唱した概念。顧客などの対象者に寄り添う，あるいは導くため自分の感情を抑制または誘発する職務に従事する精神と感情の協調を必要とする労働のことを言う。

＊２　**ワーカホリック**：ウェイン・オーツ著『Confessions of a Workaholic（ワーカホリック―働き中毒患者の告白）』で使われた言葉であり，自覚がないままに過剰労働し，友人や家族との関係を損なってしまう中毒性のある働き方のことを言う。

中小規模病院の看護の質を向上させる
看護方式のカタチ

全国で中小規模病院の占める割合

2018年医療施設調査医政局資料によると，全病院8,372病院のうち**200床未満の病院は5,790病院で，全体の69.2％を占めています**（**図**）。ということは，日本の病院の約7割を占める中小規模病院の看護の質が上がれば，日本の看護水準が向上すると言っても過言ではありません。

●「型」を身につけることで看護水準を高める

世の中には，運動神経が悪いと認識していたのに，相撲や柔道はやたらと強い人がいます。それは，相撲や柔道には「型」があり，「型」を徹底的に修練することで，どんな相手にも勝つことができるということを耳にしました。**「型」をマスターすることで，その人の能力に左右されない結果を残すことができる**ことは，すごいと思います。

サッカーの元・日本代表監督の岡田武史氏があるテレビ番組で「型」について話しているのを見ました。岡田氏は，「私は，これまで，『型』にとらわれないサッカーを教えてきた。しかし，スペインのクラブ・FCバルセロナの関係者から，『**日本のサッカーには型がないのか？**』と聞かれ，日本人を世界レベルの選手に育成できなかった理由はここだったことに気づいた」と話していました。

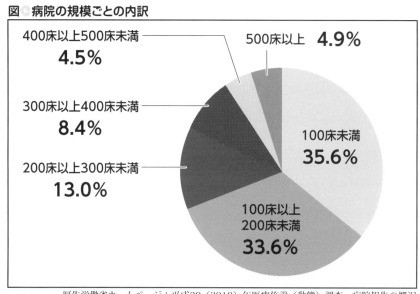

図●病院の規模ごとの内訳

400床以上500床未満 **4.5％**
500床以上 **4.9％**
300床以上400床未満 **8.4％**
100床未満 **35.6％**
200床以上300床未満 **13.0％**
100床以上200床未満 **33.6％**

厚生労働省ホームページ：平成30（2018）年医療施設（動態）調査・病院報告の概況

この話からも分かるように，日本人は「型」にはまっていると言われるのを恐れ，欧米人のように自由度の高い振る舞いをしがちですが，実はその**欧米人には目に見えないだけで「型」があり，自由度はその上に成り立っている**のです。したがって，私はこの「型」をつくることは非常に重要だと考えています。例えば，アメリカから輸入したMBAの問題解決思考などは，この「型」そのものです。つまり，国際的に「型」というものはあるのです。

中小規模病院の看護の「型」を定め，その「型」を実行することで，一定水準の看護の質を保つことができると言えます。看護の「型」を定めるのに重要なのが看護方式です。

●京セラの「アメーバ経営」をヒントにした看護方式

では，どんな看護方式がよいのでしょうか？ 偶然にも『アメーバ経営』という本を読む機会がありました。そして，私のイメージしていた中小規模病院が求める看護方式である，**「効率の良い看護ができる」「経験の少ない看護師をフォローできる」「心身ともに無理なく働ける」**の3点と，この本で述べられている**「全員を総動員させて，人数が多くなればアメーバ分裂のように小集団で目標に向かって助け合っていくアメーバ経営」**に何か共通点があるような気がしました。そこで，この「アメーバ経営」を看護方式に応用できないかと考えたのです。

●「アメーバ経営」とは

発案者

発案したのは**京セラ株式会社（以下，京セラ）の名誉会長の稲盛和夫氏**です。京セラはファインセラミックの製造で有名な会社で，1959年に稲盛氏を含む7人の同志によって設立されました。稲盛氏は，2010年に日本航空株式会社の再建を依頼され，見事V字回復を果たしたことでも有名です。

開発の背景

創立当初の企業は社員も少なく，気心の知れた仲間でそれぞれが役割意識を持って，あうんの呼吸で企業を運営していくことができます。しかし，企業が発展して社員が多くなると，一人ひとりの行動にまで目が届かなくなってしまいます。すると，**他人任せの人や他人の仕事にぶら下がる人，当事者意識のない人，批判はするが行動しない人**などが出てきます。これでは，全社員のベクトルを合わせることは困難です。そこで稲盛氏が考えたのは，**経営はトップだけでなく全員参加型でなければならない**ということでした。

前出の『アメーバ経営』には，次のように書かれています（太字は筆者）。

「売上を最大に，経費を最小にする…だが組織が大きくなっていけば，私一人でこの原則を末端まで徹底しようとしても限界がある」[1]

「経費を最小にするといっても，組織が大きくなればついどんぶり勘定になってしまい，どこでどんな経費が発生しているのかわからなくなってしまうのでもっと採算を見る管理方法が必要だと思った」[1]

概要

「アメーバ経営」とは，企業全体の**組織を小集団化**させ，内部を透明化させることにより可視化し，機能・役割を明確にすることによって**環境の変化に臨機応変に対応させる仕組み**です。京セラでは，独自の時間当たり採算表という管理会計方式によって**社員一人ひとりに経営者意識を持たせています**。

目的

企業が生き残るためには，経営者だけでなく，**すべての社員が経営者と同じ視点で考えなければなりません**。しかし企業が大きくなると，**顔の見える連携がなくなった**り，幹部のみで物事が決定されたりするようになりがちです。すると，社員は自分たちの意見は通らないからと，**他人任せになり，当事者意識が薄くなる**ことがあります。ゆえに，経営者マインドを全社員に持たせることは重要だと言えます。そのために**集団を細分化する必要がある**のです。

このことについて，『アメーバ経営』では次のように述べられています。

「会社経営の原理原則は，**売上を最大**にして，**経費を最小**にしていくことである。この原則を全社にわたって実践していくため，**組織をユニットに分け**て，市場の動きに即座に対応できるような**部門別採算管理**を行う。これが，アメーバ経営を行う一番の目的である」[2]

名称の由来

不確実性という環境の変化の中で単細胞生物が分裂するように**自由自在に集団が分裂**していき，それぞれが自律した組織として機能していくのでアメーバと呼んでいるようです。

「小集団組織がまるで細胞分裂を自由自在に繰り返すアメーバのようと表現したある従業員の言葉から生まれた」[2]

具体的手法（表2）

▶運営方式
・全員に経営参画の意識を持たせるため，集団を平均5～8人に細分化する

表2 アメーバ経営の要諦

アメーバの要素	考え方	行動
原理・原則	売上を最大にし，経費を最小にする ➡	環境に臨機応変に対応する仕組みが必要
経営方式	・企業が大きくなると，全体を管理できなくなる ・経営者の考えと社員の考えがマッチングしない ➡	・全員参加型経営 ・経営者マインドの必要性（経営者意識の醸成） ・当事者意識の醸成
運営方式	企業が大集団になると崩壊 ↓ 集団の細分化（最多人数は8人まで）➡	小集団方式 ・アメーバに完結した経営を委譲 ・リーダーがアメーバのトップ
管理会計	・全員参加型の仕組みには仕掛けが必要 ・経営が簡単に理解でき，すぐ分かる方法（家計簿的）➡	・シンプルな成果指標 ・業務改善 ・時間当たり採算＝（売上ー経費）÷労働時間 ・経費を予測する⇒実績採算表
リーダー育成	アメーバを動かすには先を読み，手を打つリーダーの手腕が必要 ➡	・アメーバ・リーダーの育成 ・次世代のリーダーの育成
フィロソフィー	・集団を率いていくためには人の心に頼るしかない ・互いを尊重し，助け合わなければ全体の力を発揮できない ➡	仕事に喜びや生きがいを見いだせる仕組みが必要

・集団は少人数であるほど，メンバー全員の当事者意識を醸成できる

・組織を運営するための最少人数を知ることが鍵を握る

・採算管理ができる程度の小さな小集団にする

▶管理会計

・年度採算目標を立てる

・マスタープラン（12カ月の月別目標値および1年間の累計目標値〈売上，経費，労働時間〉）を記載する

・「時間当たり採算」を高めるのが各アメーバのミッションとなる

　時間当たり採算＝（売上ー経費）÷労働時間

・経費に人件費を含めない

　　各人の人件費について分かると全体の雰囲気を壊す。また，人件費については各人に裁量がない。労働時間はアメーバ全体の労働時間とする。

▶リーダー育成

・アメーバのリーダーは，人事権を持たない現場のリーダーとする

・リーダーの役割はメンバーを鼓舞し，目標が達成できるように頑張らせることである

・リーダーは，アメーバ間の交渉をまとめる役割も担う

・アメーバにリーダーがいるのは，経営意識を持った人材を育成するためでもある

▶業務改善

・実績採算表を作る

・経費記載欄を細分化する（消耗品費，工具費，光熱費・通信費，交通費，事務用品費）

・予定採算表を作成し，翌月の改善策を考える

　　今月は事務用品費が多かったから翌月は削減するなど，社員一人ひとりがどのように動けば給料の原資になるかを理解できるようになる。このように**変化に柔軟に対応し，PDCAを回していく**

・進捗状況を公開し，アメーバ間で競わせる

▶経営情報

・リアルタイムに経営数値を伝え，利益を増やす方法を創意工夫する

　①売上を増やす，②経費を減らす，③時間を減らす，この３つで生産性を上げる。

アメーバ経営のフィロソフィー

　稲盛氏は複数の講演で，仏教の教えである"利他の心"の大切さについて語っています。

　"利他の心"とは，自分を犠牲にしても他人を助けようとするという他人を思いやる心だと言います。一方，私たちは「自分だけ良ければいい」という"利己の心"も持っています。しかし，"利己の心"で行動したのでは，視野が狭く判断を誤ってしまうばかりか誰の協力も得られなくなってしまいます。稲盛氏は，良い仕事をし，経営を存続させていくためには，周囲に配慮しつつ思いやりを持った"利他の心"で判断し，自社の利益だけでなく他社との調和が必要だと言っているのです。

　私が最も共感したことは，この"利他の心"です。人間は一人では生きていけず，仕事も一人ではできないのです。特に看護においては，患者の生命を助ける，回復させるという崇高な使命を持っているわけですから，自分も他者も良い状態とすることが必要です。すなわち，**他人のことをおもんぱかれること，助け合うこと，安全をみんなで支えること**が必要です。つまり，稲盛氏の言う"利他の心"は看護の心に通じると考えます。また，看護される患者は，他人のことも思いやれる看護師に看護されたいと思うに違いありません。

京セラの社是[3]

　"敬天愛人"

　「常に公明正大　謙虚な心で　仕事にあたり　天を敬い　人を愛し　仕事を愛し会社を愛し　国を愛する心」としている。

京セラの経営理念[3)]

「全従業員の物心両面の幸福を追求すると同時に，人類，社会の進歩発展に貢献すること」

「アメーバ経営」の拠り所

稲盛氏は，『アメーバ経営』の中で次のように述べています。

> 「集団を率いていくためには結局人の心を頼りにする以上に確かなものはない。アメーバはお互いを尊重し助け合わなければ全社全体としての力を発揮することはできない」[4)]
>
> 「経営としての判断は人間として何が正しいのかということに基づいて行われなければならない。公平・公正・正義・勇気・誠実・忍耐・努力・親切・思いやり・謙虚・博愛という言葉で表される」[5)]

経営者マインド

経営者マインドとは，従業員が経営者の気持ちになって，経営者の視点で会社の運営に参画することです。従業員が一生懸命に自分の考えを伝えようとしても経営者の視点で考えられたものでなければ経営者に響かず，逆に，経営者が従業員と共に企業を良くしようとしても従業員にその思いが伝わらなければ，「どうせ自分の得にならないのだから」などと考えて目先のことにしか考えが及びません。これでは，従業員も企業も成長せず，良くなることはないでしょう。

『アメーバ経営』では，すべての従業員が経営者の視点で，利益の最大化とコスト削減に取り組むことが必要と述べられています。

> 「全従業員に**経営者マインド**を持ってもらい，経営者と同じ意識レベルで働いてもらいたい。そのためには，会社の実態に関する情報をできるだけ開示して，私が悩んでいること，困っていることを包み隠さずみんなに知ってもらうことが一番大切だと考えたのである。（中略）アメーバ・リーダーやメンバーが自らの目標を立て，それを達成することにやりがいを感じる。そうなれば，全従業員が仕事に喜びや生きがいを見出し一生懸命に努力する」[6)]

アメーバ経営の本質を探りつつ，看護に応用してみましょう。

●「アメーバ経営」を看護に応用すると

▶全員参加型
- 全職員が参加して仕事に取り組む必要がある
- 全職員に経営者マインドを身につけさせることが必要である
- 利害関係が同じ仲間が，一丸となって同じ目標に取り組む場を提供することが必要である

➡当事者意識のない職員も巻き込み，全員参加型の体制にすれば，看護師長や主任に依存する風土を改善できそうである。

▶生産性の見える化

・生産性の見える化には仕掛けが必要である（アメーバの生産性の見える化が鍵を握る）

➡目標管理と生産性をうまく結びつければ，見える化が実現できそうである。

▶小集団方式

・集団が大きくなることによる弊害を阻止するために，小集団方式を採用する

・最少の人数はどれくらいでよいのかを測る必要がある

・どのような職種が必要かを見極める必要がある

➡1つの集団の人数が多くても，1人の労働量が少なくなるだけで看護の質は改善できないが，少人数の集団にすることにより，現状把握が明確になりそうである。

▶リーダーの育成

・次世代のリーダーを育成する

➡少人数をまとめる経験は，次世代のリーダーを育成するトレーニングの場になりそうである。

▶フィロソフィー

・仕事に喜びややりがいを見いだし，みんなで一丸となり助け合いながら頑張るというフィロソフィーが必要である

➡スタッフ同士が助け合いながら成長する相互支援体制が構築できそうである。

●中小規模病院を負のスパイラルから脱却させるANS

　最近，こんな話を聞きました。

　「看護師がどんどん辞めてしまって，日勤がたった2人のこともあります。看護師が少ないので稼働ベッドも少なくしてもらっているのですが，そうすると経営状況も悪くなって，堂々巡りの状況が起こっています。今年の冬のボーナスは病院の敷地を売却して出たということを聞き，今後どうなるのか不安です」

　このような状況は，さまざまな要因が複雑に絡み合って発生すると思います。今できることは，まずアメーバ経営で言う "利他の心"，つまり自分の利害だけでなく他人をおもんぱかる心を持ち，経営者と同じビジョンを描く環境にすることです。次に，看護方式の仕組みをしっかり構築して「看護師を定着させる」「ベッド稼働率を上げる」など看護の生産性を上げることです。これにより，負のスパイラルから脱却できるはずです。

　あなたの職場がこのような状況で困っていたら，ぜひANSを試していただければと思います。なぜなら，ANSは看護方式の一つというだけでなく，看護組織システムでもあるからです。

第2章

アメーバ・ナーシング・システム（ANS）ダイジェスト版【分かりやすく要約】

 本章を読めば，アメーバ・ナーシング・システム（ANS）の概要が分かります。時間のない方は最初にお読みください。先に図版のみに目を通し，後で本文を読んでもよいように構成しています。

［1］自立／自律した個人とチームを実現する アメーバ・ナーシング・システム（ANS）

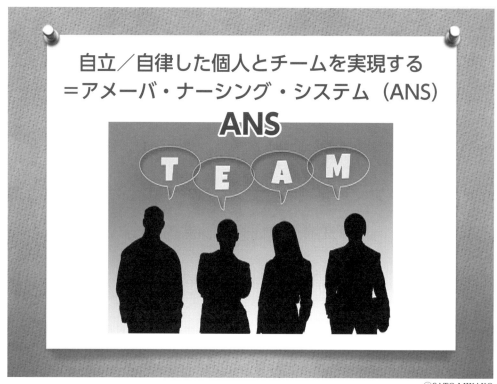

©SATO MIKAKO

　看護方式とは，病棟において効率的・効果的に看護を提供するため，**看護師がどのような形態で看護業務を行うかを定めた方法論**を言います。看護方式には，受け持ち制や機能別制，プライマリーナーシング，チームナーシングなどがあります。最近では，安全性や新人育成に有効とされるパートナーシップ・ナーシング・システム®（PNS）など新しい看護方式も開発されています。

　しかし，当院のような小規模病院では人員も潤沢ではないため上述のような看護方式が最適とは言えません。小規模病院であるからこそ，**シンプルで合理的な看護方式**が必要であると考え，稲盛和夫氏の著書『**アメーバ経営**』からヒントを得て，**アメーバ・ナーシング・システム（ANS）を開発しました。ANSは，他者に依存しない（自立），自分を律する（自律）**ことのできる個人とチームを目指す看護方式です。

[2] ANS開発の背景

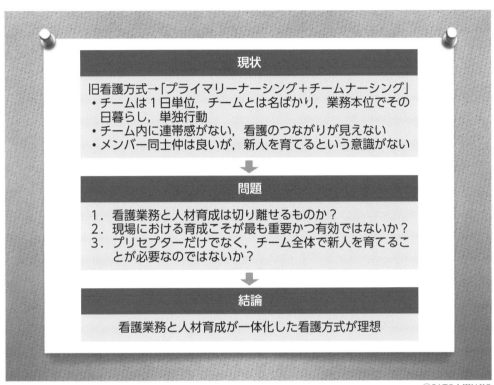

現状

旧看護方式→「プライマリーナーシング＋チームナーシング」
- チームは1日単位，チームとは名ばかり，業務本位でその日暮らし，単独行動
- チーム内に連帯感がない，看護のつながりが見えない
- メンバー同士仲は良いが，新人を育てるという意識がない

問題

1. 看護業務と人材育成は切り離せるものか？
2. 現場における育成こそが最も重要かつ有効ではないか？
3. プリセプターだけでなく，チーム全体で新人を育てることが必要なのではないか？

結論

看護業務と人材育成が一体化した看護方式が理想

©SATO MIKAKO

　当院は，ANSを導入する以前は，**プライマリーナーシングとチームナーシングを合わせた変則看護方式**を採用していました。しかし，**チームナーシングとは名ばかり**で，**チーム内に連帯感**はなく，**その日暮らしの単独行動**で看護のつながりがなく，誰が患者に責任を持っているのか不明なまま看護業務を行っていました。また，チームは一見**仲の良いグループ**のようでしたが，新人の育成はプリセプター任せで，チームで育てる意識がありませんでした。これでは，看護師は育たず，定着も難しい状況でした。

　そこで，看護師の育成に当たっては，卒後研修だけでなく**看護業務を通したOJT**も重要だと考えました。また，プリセプターだけでなく**チーム全体で育てる仕組み**が必要ではないかと考えました。

　これらのことから，**看護業務と人材育成が一体化した看護方式が理想的ではないか**という結論に達したのです。

[3] ANS開発の理由

1. 看護部を参画型の組織に変えたい
   トップダウンではなく，みんなで考える看護部に方向転換したい。

2. 応用力のある看護師を育てたい
   マニュアル人間でなく，臨機応変に考えて対応できる看護師を育てたい。

3. 新人育成を全体で行う意識に変えたい
   プリセプターだけでなく，全員で育てる風土にしたい。

4. 他人任せの風土・当事者意識が低い風土を変えたい
   表面的には従順であるが，他人の意見には批判的で責任を取らない他人任せの風土を変革したい。

©SATO MIKAKO

　ANS開発の理由は大きく4つあります。

　第1は，看護部をトップダウンではなく，参画型の組織にしたいと思ったからです。看護師にも**運営に参画**してほしかったのです。

　第2は，応用力のある看護師を育成したいと思ったからです。従来は指示を待ち，自分で考えようとしない傾向があったので，**臨機応変に考えて対応できる看護師を育成したい**と考えました。

　第3は，部署全体で新人を育成する意識に変えたいと思ったからです。多くの看護師が「新人育成はプリセプターの仕事で，自分には関係ない」という意識があったため，これでは新人は育たないし定着もしないと思ったのです。

　第4は，他人任せの風土・当事者意識の低い風土を変えたいと思ったからです。**面従腹背型の風土**，他人の意見に批判的で責任を取らない風土を変えたいと思ったのです。

[4] ANS開発のヒント「アメーバ経営」

1. 集団が大きくなる→集団を隠れ蓑にする人（他人任せの人，他人の仕事にぶら下がる人，当事者意識のない人，批判はするが行動しない人）が増える
   ⇒この状態では組織は腐敗し崩壊する
2. 人（ヒト）が管理できる人数⇒8人までと言われている

解決策は

- ・機能別・役割別に細分化した小集団方式を採用する
- ・全スタッフの役割意識を醸成する

➡ 全員参加型のアメーバ経営

©SATO MIKAKO

　ANSは，小集団・全員参加型の経営である「アメーバ経営」をヒントにしています。
　集団が大きくなると，集団を隠れ蓑にする人が増えます。その結果，他人任せの人や他人の仕事にぶら下がる人，当事者意識のない人，批判はするが行動しない人が増え，やがて組織は腐敗し，崩壊します。これを解決するために，人が管理できる人数は8人までと言われているのだから，小集団方式を取り入れ，機能別・役割別に細分化し，全スタッフに経営者意識を持たせたものが全員参加型の「アメーバ経営」です。
　なぜアメーバと呼ぶかというと，「不確実性な環境の変化の中で自由自在に集団が分裂し，それぞれが自律した組織として機能している」からです。

［5］ANSの定義

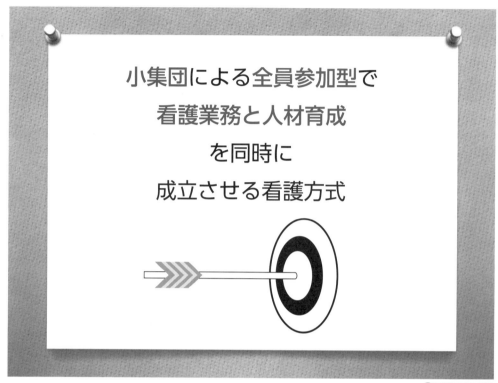

小集団による全員参加型で
看護業務と人材育成
を同時に
成立させる看護方式

©SATO MIKAKO

　ANSの定義は，「小集団による全員参加型で，看護業務と人材育成を同時に成立させる看護方式」としました。

　これは第1に，アメーバ経営の優れた点である**小集団・全員参加型**という，他者に**依存せず自分自身が自立・自律している専門職としての姿勢を大事にしたい**，第2に，日常の業務を通じて**相互支援しながら人材育成を行い，専門職としての成長と自己実現ができる看護方式にしたい**，と考えたからです。

　また，看護業務には，時に，厳しい看護判断を強いられたり，患者の病気が感染したりするなど想定外の出来事やアクシデントが付いて回ります。そんな厳しい業務であっても**"孤独なJob"としない仕組み**が必要だと思ったのです。

[6] 弱小チームを最強チームにするには カタチが必要

中小規模病院⇒物資・人員が潤沢ではない⇒弱小化

弱小チームを最強チームにするにはカタチが必要

➡

ヒト・モノ・カネがなくても機能する仕組み

小集団・全員参加型の 看護版アメーバ経営が最適

©SATO MIKAKO

　当院のような小規模病院においては，人材，高度機器，情報機材が潤沢とは言えないのが実情です。しかし，「資源がないから良い看護ができない」というわけにはいきません。**ヒト・モノ・カネがなくても効果的に看護を提供できる仕組み**が必要です。

　また，看護部という組織が質の高い看護を提供するためには，全員が同じ目的に向かい**一丸となって取り組むことが必要**となります。その組織の**理想的なカタチ**が，**小集団・全員参加型**です。

[7] 中小規模病院に必要なカタチ

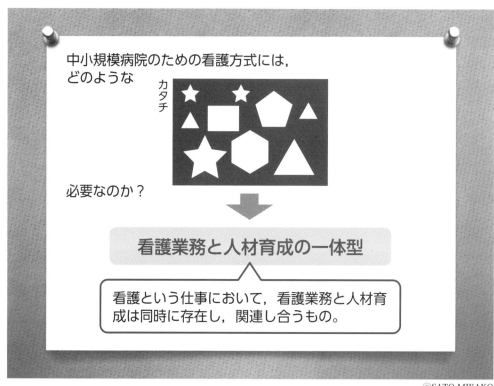

中小規模病院のための看護方式には，どのような

カタチ

必要なのか？

↓

看護業務と人材育成の一体型

看護という仕事において，看護業務と人材育成は同時に存在し，関連し合うもの。

©SATO MIKAKO

　急変対応が苦手という看護師がいます。患者の急変時は一刻を争うこともあり，知識だけでなく，体で覚えているというような条件反射的な対応が必要になります。しかし，**集合研修ではこの現場の臨場感を経験できないため**，実際に患者が急変した場面に立つとひるんでしまい，対応できないことがあります。だから，知識・技術の集合研修だけでなく，**現場での場数というものが必要になる**のです。

　つまり，看護においての人材育成は，ただ教わっただけでは現場で活用できず，看護業務という実際の場を通して学ぶことが大きいと言えます。また，それは一人ではできず，必ずマンツーマンで付き添い教える先輩の存在が重要となります。そして，この「教える・教えられる」という関係においては信頼関係がなければなりません。

　このように，**看護の現場において看護業務と人材育成は同時に存在するものであり，相互に関連し合うもの**なのです。

[8] なぜ, アメーバ・ナーシング・システムと 呼ぶか

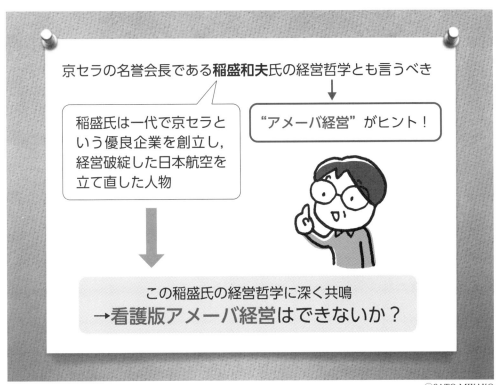

京セラの名誉会長である**稲盛和夫**氏の経営哲学とも言うべき

稲盛氏は一代で京セラという優良企業を創立し, 経営破綻した日本航空を立て直した人物

“アメーバ経営”がヒント！

この稲盛氏の経営哲学に深く共鳴
→看護版アメーバ経営はできないか？

©SATO MIKAKO

　アメーバ・ナーシング・チーム（ANS）の名称は, 京セラ株式会社の名誉会長を務める稲森和夫氏が開発した「アメーバ経営」をヒントにしたからです。

　稲盛氏は京都セラミック株式会社（現・京セラ株式会社）という優良企業を創立し, さらに経営破綻した日本航空株式会社を立て直した人物です。私はこの稲盛氏の経営哲学に深く共鳴し, 看護版アメーバ経営のようなものができないかと考えました。それで, **看護方式の呼び方をアメーバ経営から取り, アメーバ・ナーシング・システム（ANS）という名称にしたのです。**

［9］ANSのフィロソフィー（哲学）

小集団（アメーバ・チーム）のメンバー一人ひとりが人の心を大事にして，同じ看護の目的のために一丸となることが重要

アメーバが同じベクトルを向く

稲盛名誉会長の著書『アメーバ経営』より
「何十兆という細胞があり，ひとつの意志のもと，すべてが調和しているように（中略）アメーバ（小集団組織）が一丸となれるのである」

©SATO MIKAKO

　ANSのフィロソフィーは，小集団（アメーバ・チーム）のメンバー一人ひとりが自分の利益だけを考えず，他者の声に耳を傾け，チーム内での自分の立ち位置を理解し自分を律した上で，**人の心を大事にして，同じ看護の目的のために一丸となる**ことだと考えています。稲盛氏の著書にも，「**ひとつの意志のもと，すべてが調和しているように，アメーバが一丸となれるのである**」と書かれています（太字は筆者）[1]。

　そして，アメーバ・チームのメンバーがチームに貢献できているという自負心を持って互いを尊重することにより，チーム力が強固となると考えます。

[10] ANSの構成イメージ

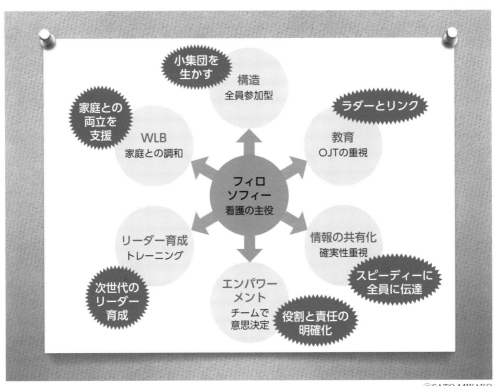

©SATO MIKAKO

　ANSは，フィロソフィーをコアとする**7つの要素**から構成されています。

　第1のフィロソフィーは，一人ひとりの看護師が，**看護の主役**として役割意識を持って看護を行うことです。

　第2の構造は，小集団を生かし，自立・自律した全員参加型の部署を目指します。

　第3の教育は，**現場のOJTを重視**し，マンツーマンで指導します。

　第4の情報の共有化は，良い看護を行うためには，全スタッフが情報を共有していることが重要です。

　第5のエンパワーメントは，アメーバ・チームに意思決定の権限と自由裁量を与えることにより，生き生きと看護ができます。

　第6のリーダー育成は，アメーバ・チームという**小集団を束ねる**ことにより，トレーニングを行います。

　第7のワーク・ライフ・バランス（WLB）は，家庭との両立を支援します。

[11] ANSのコンセプト

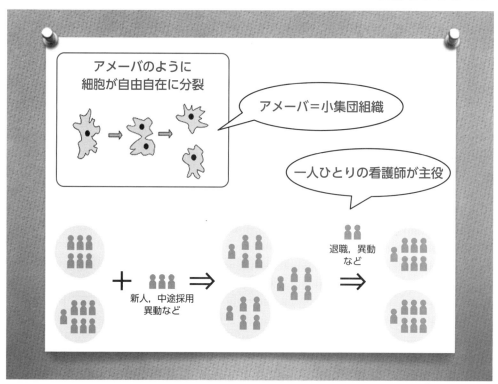

©SATO MIKAKO

　ANSのコンセプトは，次の**3つ**です。

　第1は，部署内の人数が増えるとアメーバ・チームの数も多くなり，反対に人数が減るとアメーバ・チームの数も少なくなるというように，**自由自在にアメーバ・チームが変化する**ことです。

　第2は，リーダーが面倒を見ることのできる人数は8人までという「スパンオブコントロール」の原則にのっとり，常に**小集団を維持している**ことです。

　第3は，アメーバ・チームのメンバー一人ひとりが役割を担って全員参加型で取り組み，**一人ひとりが主役であるという意識を持つ**ことです。

[12] ANSの仕組み

1. 1チームのメンバー数は常に5～8人を維持
   ⇒人数が少ないとチーム内が透明化し，顔が見える
     つながりが築ける

2. 主体的に支え合いながら業務を行う
   ⇒ワークファミリー（家族のようなつながりを持つ
     職場の集団）

3. アメーバ・チーム全体で新人教育も行う

4. 徹底した情報の共有化

5. 看護補助者や夜勤専従看護師もアメーバ・チームの
   メンバー

6. アメーバ・リーダーが橋渡しの役割を担う

　第1に，1チームのメンバー数は常に5～8人となるように調整し，顔が見えるつながりを築きます。

　第2に，家族のようなつながりの中で，仲間意識を持って相互に支援しながら業務を行います。

　第3に，アメーバ・チーム全体で新人教育を担い，互いの成長を目指します。

　第4に，災害時など不慮の事態にも対応できるように，徹底した情報の共有化を行います。

　第5に，看護師だけでなく，看護補助者や夜勤専従の看護師など看護にかかわるあらゆるスタッフがアメーバ・チームのメンバーとなります。

　第6に，アメーバ・リーダーは，看護師長とメンバーの橋渡しの役割を担うので，メンバーの意見をボトムアップで吸い上げることが必要です。

[13] ANSにおける相互支援体制

1. アメーバ・チームは看護業務上の家族と同じ
   アメーバ・リーダー⇒お母さん
   副アメーバ・リーダ（プリセプター）⇒お姉さん
   メンバー⇒子どもたち（妹・弟）
   新人⇒末っ子
   看護職だけでなく，介護職などもチーム・メンバー
   アメーバ・チームは看護上の家族なので，助け合いが必要
   良い家族関係を保つには，家族会議で意見を出し合うことが必要

2. 成長を支援し合う
   チーム・メンバーは互いに育成・成長
   新人にはプリセプターがつき，チーム・メンバー全員で支援する

3. 助け合いながら取り組む
   アメーバ・チームが協力し合い，良い看護を提供するためには，一致団結し，"お互い様"の心を持ち助け合う

©SATO MIKAKO

　ANSでは，相互支援体制が重要と考えています。ANSにおける相互支援体制とは，次のようなことです。

　第1に，**アメーバ・チームは**看護上の**"家族"**であることです。例えるならば，アメーバ・リーダーはお母さん，副アメーバ・リーダーは年長のお姉さん，メンバーは子どもたち（妹，弟），新人は末っ子です。アメーバ・チームには介護職などのメンバーもおり，家族として助け合います。

　第2に，**成長を支援し合う**ことです。

　新人にはプリセプターがついていますが，アメーバ・チームのメンバー全員で互いに育成・成長できるように支援し合います。

　第3に，**助け合いながら取り組む**ことです。

　アメーバ・チームとして良い看護を提供するに，メンバーが一致団結し，"お互い様"の心を持って助け合います。

[14] ANSの特徴

《看護業務》《教育》《ワーク・ライフ・バランス》
をアメーバ・チーム内で完結

1. 人が人間関係を築くためには，"同じ釜の飯を食う"とい
   うような共に同じことをすることが大事
   イメージ：人を育て，一緒に仕事をし，人生を共に語り合う

2. アメーバ・リーダー：主任・副主任・中堅看護師
   アメーバは次世代を育てるトレーニングの場でもある。小
   集団を束ねるという経験をしながらリーダーシップとマネ
   ジメントを学ぶことができる

©SATO MIKAKO

　ANSの特徴は，**看護業務と人材育成が同時に成立し，さらにワーク・ライフ・バランス（WLB）も実現する**という《看護業務》《教育》《WLB》がアメーバ・チーム内で完結することです。

　これは，人が仕事において人間関係を築くには，"同じ釜の飯を食う"というように，共に同じことをすることが大事だと考えます。「人を育て，一緒に仕事をし，人生を共に語り合う」といったイメージです。

　また，アメーバ・リーダーには，主任・副主任・中堅看護師がなりますが，この小集団を束ねるという経験をしながらリーダーシップとマネジメントを学び，成功体験を積むことができるのです。

[15] ANSの行動方針

1. 支持的関係の原則（信頼関係の構築）
   リッカートの「集団参加型システムの3原則」をベースにしている。
   小集団で編成されたアメーバ・チームのメンバーが信頼関係を構築する

2. 集団的意思決定の原則（チーム内での意思決定）
   アメーバ・リーダーの下で，全員参加で相互に協力・補完する

3. 高い業績目標の原則（目標に挑戦）
   アメーバ・チームとしてチャレンジングな看護の提供を行いながら，自らも成長する

©SATO MIKAKO

　ANSの行動方針は，リッカートの「集団参加型システムの3原則」を基にしています。

　第1は，支持的関係の原則（信頼関係の構築）です。アメーバ・リーダーを「連結ピン」と考え，アメーバ・リーダーが所属長メンバーとの橋渡しの役割を担います。そして，アメーバ・チームが相互に信頼関係を構築します。

　第2は，集団的意思決定の原則（チーム内での意思決定）です。アメーバ・リーダーを中心に各メンバーが役割意識を持って全員参加で取り組み、相互に支援し合いながら協力・補完します。

　第3は，高い業績目標の原則（目標に挑戦）です。アメーバ・チームとして常に目的意識を持ち，より良い看護を提供するために目標を掲げ，アメーバ・チーム全体で取り組み，自らの成長も目指します。

[16] リッカートの「集団参加型システムの 3原則」とANSとの関係

リッカートの 集団参加型 システムの3原則	ANSの 目指す行動	具体的行動
支持的関係の原則	連結ピンの役割者（アメーバ・リーダー）の承認	• アメーバ・リーダーがチーム内の橋渡しの役割を担うことをチーム内で承認 • アメーバチーム内のメンバーの経歴や信条や価値観，看護観の相互理解⇒信頼関係（支持的関係）を構築
集団的意思決定の原則	アメーバ・メンバー全員参加型による協力支援関係の構築	• 小集団による顔の見える連携構築 • アメーバ・チーム内の意思決定をチームに委譲 • 全員参加型によりメンバーの意欲向上
高い業績目標の原則	アメーバ・チームが目標に挑戦	• アメーバ・チームで共にチャレンジできる目標を設定する仕組みを構築

　ANSの目指す行動は，リッカートの「集団参加型システムの3原則」に対応して具体的行動を決めています。

　第1は，連結ピンの役割を担うアメーバ・リーダーの承認です。具体的には，アメーバ・リーダーがチームの代表として部署の管理者との橋渡しの役割を担うことを，チーム・メンバーに承認してもらいます。そして，チーム・メンバーの経歴や信条や価値観や看護観を認め合い，チーム内の信頼関係を構築していきます。

　第2は，全員参加型による協力支援体制の構築です。小集団による顔の見える連携を構築しながら，アメーバ・チーム内の決め事に対する意思決定をチームに委譲して全員参加型の体制を構築することで，メンバーの意欲を向上させます。

　第3は，アメーバ・チームによるチャレンジ目標への挑戦です。これは，アメーバ・チームで共に看護のチャレンジ目標を決め，チャレンジする仕組みをつくることです。

[17] ANSの行動目標

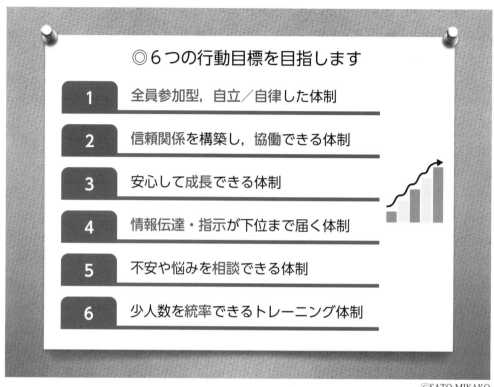

◎6つの行動目標を目指します

1	全員参加型，自立／自律した体制
2	信頼関係を構築し，協働できる体制
3	安心して成長できる体制
4	情報伝達・指示が下位まで届く体制
5	不安や悩みを相談できる体制
6	少人数を統率できるトレーニング体制

©SATO MIKAKO

　ANSの行動目標は次の6つです。

　第1に，小集団として構成するアメーバ・チームのメンバーが**全員参加型で取り組み，メンバーが自立および自律できる体制**を目指します。

　第2に，アメーバ・チームのメンバーが互いに支援し，**信頼関係を構築し，チームとして同じビジョンの下に協働できる体制**を目指します。

　第3に，新人や中途採用者が**安心して成長していける体制**を目指します。

　第4に，**情報の伝達および指示が下位のメンバーまで確実に届く体制**を目指します。

　第5に，アメーバ・メンバーの不安や悩みを**アメーバ・リーダーが把握し支援できる体制**を目指します。

　第6に，アメーバ・リーダーが**少人数を統率するトレーニングにより，厳しい決断を体験できる体制**とします。

[18] ANSの行動原則

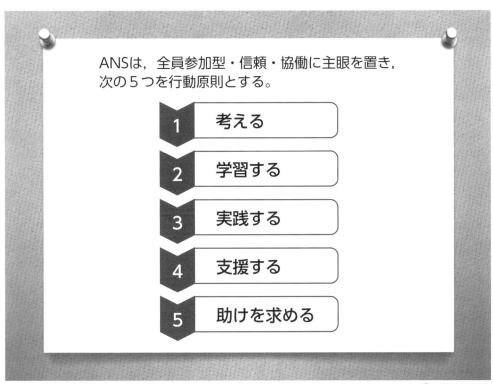

ANSは，全員参加型・信頼・協働に主眼を置き，次の5つを行動原則とする。

1 考える
2 学習する
3 実践する
4 支援する
5 助けを求める

©SATO MIKAKO

　ANSは全員参加型・信頼・協働に主眼を置き，次の**5つ**を行動原則とします。

　第1に，「考える」です。これは，他者の考えに依存せず，**自ら考える**ことを言います。これにより，**常に自分のこととして当事者意識を持って考えることができる**ようになります。

　第2に，「学習する」です。これは，常に**専門職として自己研鑽**を行い，あらゆることに対応できるよう準備することです。

　第3に，「実践する」です。これは，考えるだけではなく，常に実行するということです。**実践し，評価しながら試行錯誤していく**ことが必要です。

　第4に，「支援する」です。これは，メンバー全員で，**支援し合う**ことです。これにより，アメーバ・チームのチーム力が向上します。

　第5に，「助けを求める」です。これは，困った時は，**自ら支援者を呼ぶ**ことです。

[19] ANSの行動方針・行動目標・行動原則の関係

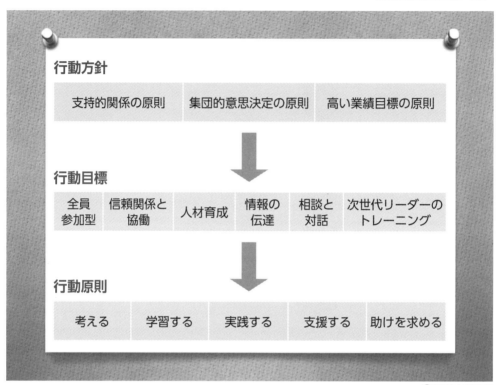

©SATO MIKAKO

　ここまでお伝えしてきたように，ANSの行動方針は，リッカートの「集団参加型システムの３原則」の『支持的関係の原則』『集団的意思決定の原則』『高い業績目標の原則』にのっとり，「アメーバ・リーダーの橋渡し的リーダーシップ」「相互支援関係」「チャレンジ精神」とします。

　そして，行動目標は，「全員参加型」「信頼関係と協働」「人材育成」「情報の伝達」「相談と対話」「次世代リーダーのトレーニング」とします。

　さらに，行動原則としては５つ，「考える」「学習する」「実践する」「支援する」「助けを求める」とします。

[20] ANSに必要な行動の視点

視点	重要ポイント	具体的取り組み
フィロソフィー	アメーバ・フィロソフィー[注]	・看護部組織の人材育成のビジョン ・看護部の人材育成像
運営	全員参加型	・小集団方式 ・当事者意識
人材育成	リーダー・新人・メンバーの育成	・リーダーの育成方法 ・新人の育成方法 ・メンバーの育成方法
連携	情報の共有化	・情報伝達体制 ・看護業務体制
相互支援	チームワーク	・チームワーク ・相互支援体制
生産性	アメーバ成果制度	・目標管理 ・成果について評価・承認・表彰

注) ANSのフィロソフィーを「アメーバ・フィロソフィー」と呼ぶ。

©SATO MIKAKO

ANSに必要な行動の視点としては，6つの視点があります。

第1のフィロソフィーとしては，アメーバ・フィロソフィーに基づき，看護部組織の人材育成ビジョンおよびどういう人間に育成するかのモデルの明確化が必要です。

第2の運営としては，全員参加型の小集団方式により運営され，当事者意識を育成します。

第3の人材育成としては，リーダーの育成方法やメンバーおよび新人の育成方法です。

第4の連携としては，情報の共有化を行った上での情報伝達体制や看護業務体制です。

第5の相互支援としては，チームワークや相互支援体制です。

第6の生産性としては，アメーバ成果制度としての目標管理や改善問題，成果についての評価・承認・表彰体制です。

[21] ANSに必要なアクション 1

1．全員参加型

①他力本願ではなく，当事者意識を持つ仕組みにする
②小集団方式とする（5〜8人）
③チーム内の役割を明確にする

2．人材育成

①チーム内において，ラダーの順位が明確になる仕組みにする
②新人がしっかりと育成される仕組みをつくる
③新しい技術がタイムリーに伝達される仕組みをつくる

3．支援制度

①アメーバを，心の通い合うコミュニケーションをする場とする
②同じ目的を持った仲間であることを意識させる
③互いに相談し合えるチーム，助け合えるチームにする

©SATO MIKAKO

　ANSに必要なアクションは，7つの視点で取り組みます。

　第1は，全員参加型です。他力本願ではなく，当事者意識を持つ仕組みをつくります。そのために，小集団としてアメーバ・チーム内の役割を明確にします。

　第2は，人材育成です。ラダーの順位が明確になる仕組みとし，新人がチーム内でしっかりと育成され，新しい技術がタイムリーに伝達される仕組みをつくります。

　第3は，支援制度です。アメーバを，心が通い合うコミュニケーションをする場とします。また，同じ目的を持った仲間であることを意識させます。そして，互いに相談し合えるチーム，助け合えるチームとします。

[22] ANSに必要なアクション 2

4．リーダー育成

①誰がリーダーであるかが明確に分かる仕組みにする
②次のリーダーが誰であるかが分かる仕組みにする
③責任感を持ち，リーダーシップが取れるリーダーを育
　成するためのトレーニングの機会とする
④次世代のリーダーを順次育成する仕組みにする
⑤アメーバ・リーダー同士が競い合う仕組みにする
⑥アメーバ・リーダーに，悩み事などの相談もできる
　リーダーとしての包容力を身につけさせる

5．チームワーク

①看護業務において連携が取れる仕組みにする
②タイムリーに情報が伝わる体制（連絡網）をつくる

©SATO MIKAKO

　第4は，**リーダー育成**です。まず，**誰がリーダーであるかが明確に分かる仕組み**にします。また，**次のリーダーは誰であるのかが分かる仕組み**にします。さらに，**責任感を持ち，リーダーシップが取れる**リーダーを育成するためのトレーニングの機会とし，**次世代のリーダーを順次育成する仕組み**や**アメーバ・リーダー同士が競い合う仕組み**とします。そして，アメーバ・リーダーには，悩み事などの相談もできるように**リーダーとしての包容力を身につけ**てもらいます。

　第5は，**チームワーク**です。**看護の継続性**など，**看護業務において連携が取れる仕組み**とします。また，連絡網を整備し**タイムリーに情報が周知される体制**をつくります。

[23] ANSに必要なアクション 3

6．フィロソフィー

①看護部組織の人材育成のビジョンを明確にする
②看護部の人材育成像を明確にする
③独自の看護方式（ANS）に誇りを持てるようになる

7．アメーバ成果制度

①看護部組織，部署，アメーバ・チームが同じ目標に一丸となって取り組む
②看護部組織，部署，アメーバ・チームが同じ改善すべき問題について取り組む
②アメーバの成果について評価・承認・表彰する仕組みをつくる

　第6は，フィロソフィーです。**看護部組織の人材育成のビジョンを明確にして看護部の人材育成像**とし，また，**独自の看護方式に誇りを持てるよう**にします。

　第7は，**アメーバ成果制度**です。看護部組織，部署，**アメーバ・チームが同じ目標に一丸**となって取り組みます。また，看護部組織，部署，アメーバ・チームが同じ**改善すべき問題について取り組み，アメーバの成果について評価・承認・表彰する仕**組みをつくります。

[24] 看護業務の運営方法 1

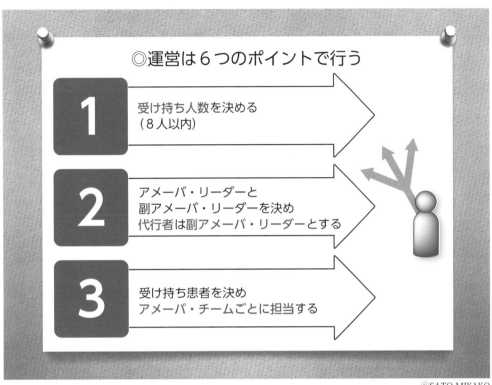

◎運営は６つのポイントで行う

1 受け持ち人数を決める
（８人以内）

2 アメーバ・リーダーと
副アメーバ・リーダーを決め
代行者は副アメーバ・リーダーとする

3 受け持ち患者を決め
アメーバ・チームごとに担当する

©SATO MIKAKO

　ANSによる**看護業務の運営**は，６つのポイントを押さえて行います。

　第１は，**受け持ち人数**です。病棟の業務は各チームに分かれて行い，１チームの受け持ち人数は**８人以内**とします。

　第２は，**アメーバ・リーダー**と副**アメーバ・リーダー**を決めます。アメーバ・チームの業務責任者は**アメーバ・リーダー**ですが，リーダー不在時は副アメーバ・リーダーが代行します。

　第３は，**受け持ち患者**です。３～４チーム以上のアメーバ・チームに分かれて患者を担当します。

[25] 看護業務の運営方法 2

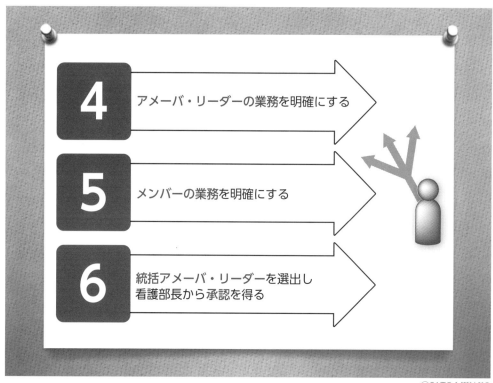

©SATO MIKAKO

　第4は，**アメーバ・リーダーの業務**です。アメーバ・リーダーがリーダーシップを取り，メンバーに情報伝達および指示を出しながら，継続した看護業務を行っていきます。

　第5は，**メンバーの業務**です。**メンバーはアメーバ・リーダーに報告・連絡・相談をしながら看護業務を行います。**

　第6は，**統括アメーバ・リーダー**です。アメーバ・リーダーの中から**統括アメーバ・リーダーを看護師長が選出**し，**看護部長が承認**します。統括アメーバ・リーダーは，**アメーバ・リーダーのまとめ役**となります。

[26] ANSの会議

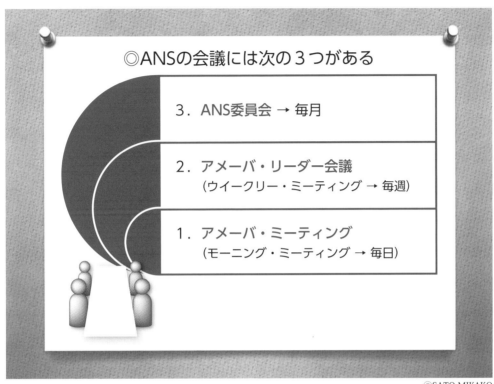

◎ANSの会議には次の３つがある

3．ANS委員会 → 毎月

2．アメーバ・リーダー会議
（ウイークリー・ミーティング → 毎週）

1．アメーバ・ミーティング
（モーニング・ミーティング → 毎日）

©SATO MIKAKO

　ANSの会議には，次の３つがあります。

　第1は，アメーバ・ミーティング（モーニング・ミーティング）です。毎日開催します。

　第2は，アメーバ・リーダー会議（ウイークリー・ミーティング）です。週１回，病棟別に行い，病棟内の問題の把握および解決を図ります。そして，その内容を記録に残します。

　第3は，ANS委員会です。月１回開催し，事前に月間目標達成について目標シートに記入し，発表します。

[27] ANSの要諦

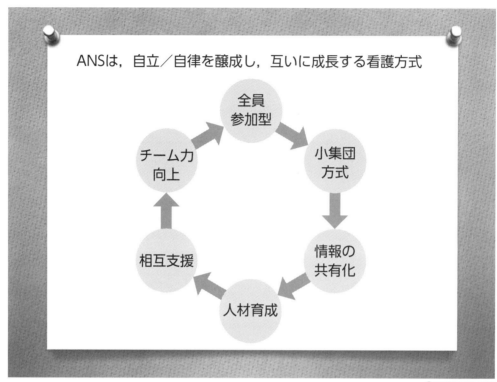

ANSは，自立／自律を醸成し，互いに成長する看護方式

- 全員参加型
- 小集団方式
- 情報の共有化
- 人材育成
- 相互支援
- チーム力向上

　ANSは，小集団による全員参加型の運営によりメンバーの自立／自律を醸成し，情報の共有化により信頼協力体制を構築し，相互支援と人材育成によりチーム力を向上させ，互いに成長する看護方式と言えるでしょう。

　図にANSの実際の運営例を示しましたので，参照してください。

図● ANSの実際の運営例

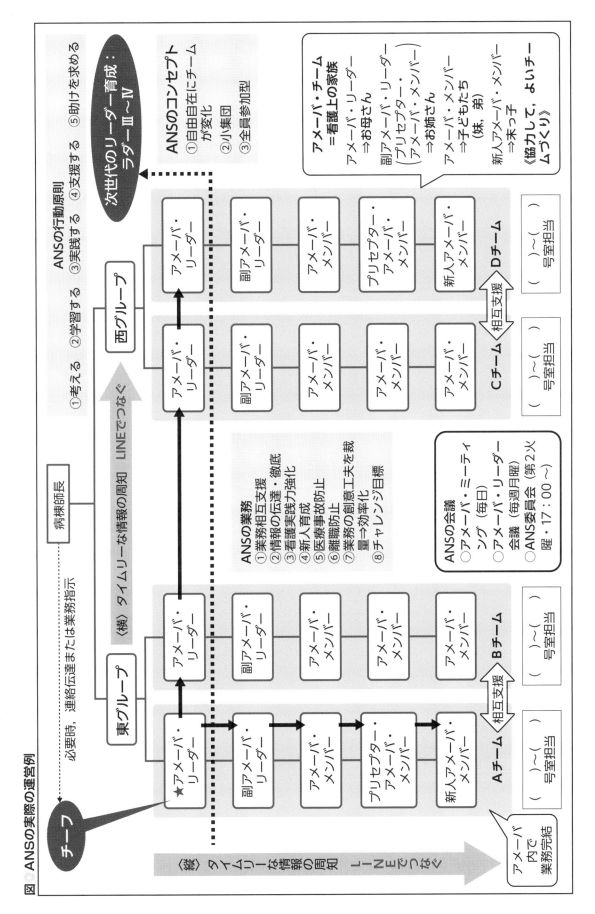

第3章

花子師長と看護部長の会話から学ぶ

アメーバ・ナーシング・システム（ANS）の仕組み

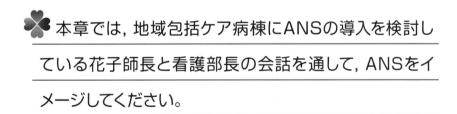 本章では，地域包括ケア病棟にANSの導入を検討している花子師長と看護部長の会話を通して，ANSをイメージしてください。

　花子さんは，地域包括ケア病棟の看護師長です。花子師長の病院では，独自に開発したANSを急性期一般病棟で導入しています。急性期一般病棟の看護師長たちからは，ANSを導入してから情報が末端まで伝達されるようになったのでアクシデント・事故が少なくなったこと，アメーバ・チームが独立してチーム運営をしているのでスタッフが自律してきていること，助け合いができるようになって人間関係も良くなったことなど，良い評判を聞いていました。

　医療療養型病棟から地域包括ケア病棟に転換し，数日が経過したある日，花子師長は看護部長に「ANSのモデル病棟として頑張ってね！」と言われました。花子師長はこれを機に，ANSの導入に取り組むことにしました。

ANSの開発の背景

●ANSはスタッフの人数が少なくても実践できる看護方式

看護部長：花子師長，お疲れ様。**地域包括ケア病棟に転換してどう？**　大体うまくいっているの？

花子師長：はい，大体できているとは思いますが，**どの看護方式**にするか迷っています。

看護部長：花子師長はどの**看護方式**にしたいのかしら？

花子師長：はい，PNS（パートナーシップ・ナーシング・システム®）がいいなと思うんですけど，ペアにするほどスタッフがいないんですよね。

看護部長：そうね，**PNSは良い看護方式**だと聞くわね，でも，**人数が少ない**うちのような**小規模病院**は難しいかもね。

花子師長：看護部長，うちの急性期一般病棟で行っているANSはどうですか？

看護部長：そうそう，私が開発した**中小規模病院向けの看護方式**があるじゃない！花子師長，それをやってもらえない？　開設と同時に一からできるから，**モデル病棟**にもなると思うわよ！

花子師長：モデル病棟ですか…。**スタッフのモチベーション**も上がりますね！　でも，ほかの看護師長と違って私は不勉強で，看護部長には言いにくいのですが，**ANSの仕組み**が分かっていないんです…すみません。

看護部長：それは残念ね。仕方がないから，大急ぎでレクチャーするわね。

●日本の病院の多くは中小規模病院

看護部長：まず花子師長，日本で500床以上の病院が占める割合は何％だと思う？

花子師長：40％ぐらいですか？

看護部長：ブブー，残念でした。たった5％しかないのよ。

花子師長：そんなに少ないんですか!?　ということは，大半が中小規模病院っていうことですね？

看護部長：そうよ。

花子師長：日本の医療を支えているのは中小規模病院と言ってもよいくらいですね。

看護部長：そう言えるわね。だから，中小規模病院の看護の質を上げなければ，日本の看護の質は上がらないと思うのよ。

花子師長：そうですよね。大病院のやり方をマネしても，なかなかうまくいかないこともありますよね。

看護部長：そうそう。だから，中小規模病に適した看護方式が必要なのよ。

●ANS開発のきっかけ「その日暮らしの看護を変えたい」(図1)

花子師長：看護部長，どうしてANSを開発しようと思ったのですか？

看護部長：まず，うちの病院はチームナーシングをベースに行っていたでしょう？ **チームナーシングって確かに合理的な方法**だけど，**リーダーは指示受けだ**

図1　ANSが開発された背景

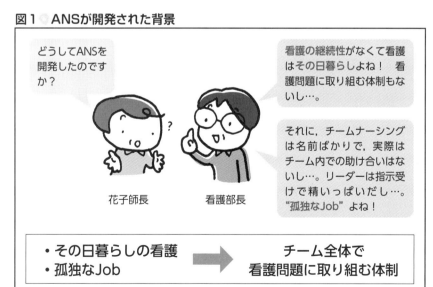

けで精一杯，メンバーは自分の受け持ち患者のケアをミスなく行うことだけでやっとの状態で，**とにかくその日を終わらせる**ということに終始しているのではないかと思ったのよね。

花子師長：確かにそうです。チームと言っても**その日だけのチーム**だし，実際は担当看護師に任されているから，**チーム内での助け合いが全くない状態**なんですよね。

看護部長：一番気になるのは，**患者の看護が一貫して継続されていない**ということよね。

花子師長：そうなんです。私も気になっていました。看護計画を立てても，実際は**チーム全体で看護問題に取り組むという体制ができていない**んです。この間も院長から「患者の看護問題が看護記録に継続的に上がっていない」と指摘されたばかりです。

看護部長：そうなのよ。一人ひとりがそれぞれの価値観で看護を行うということではなく，**チーム全体で看護を継続して行う取り組みが必要**だと思うのよね。

ANSが目指すもの

●「一人ひとりが主人公」の全員参加型の仕組み

花子師長：そのとおりだと思います。それに，病棟で問題が起こっても自分には関係ない，面倒なことにはかかわらないというスタッフも多いですよ。問題を解決するのは看護師長の仕事だと思っている人が多くて，一緒にもっと良くしようという気持ちの人が欲しいですね。

看護部長：看護師長一人で何かしようとか，改善しようとかしても無理があるわよね。一人ひとりの看護師が自分事として考えなければ，病棟の看護の質は向上しないわ。

花子師長：私もそう思います。他人事という意識を変える必要があります。

看護部長：そのためには，**一人ひとりが主人公だと思って主体的に取り組む全員参加型の仕組みが必要**よね！

●チームを細分化し小集団にする（図2）

看護部長：ところで，花子師長はマネジャーだけど，何人をマネジメントしているの？

花子師長：30人弱です。

看護部長：それは，1人のマネジャーが束ねる人数としては多いわよね。

図2 ● ANSが目指すもの

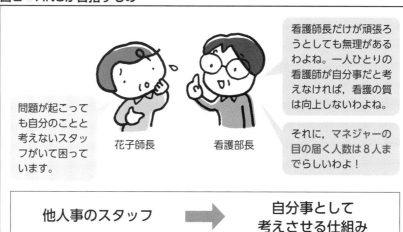

看護師長だけが頑張ろうとしても無理があるわよね。一人ひとりの看護師が自分事だと考えなければ，看護の質は向上しないわよね。

問題が起こっても自分のことと考えないスタッフがいて困っています。

花子師長　　　　看護部長

それに，マネジャーの目の届く人数は8人までらしいわよ！

他人事のスタッフ　　➡　　自分事として考えさせる仕組み

一人ひとりが主人公の全員参加型の仕組みが必要！

花子師長：そうなんです。本当はもっとスタッフの悩みを聞いたりアドバイスをしたりしてあげたいと思っているんですけど，なかなかできないのが現状で，私の力不足で申し訳ないと思っています。

看護部長：それは無理ないわよ。**1人のマネジャーが束ねられる人数は8人まで**と言われているんだから。

花子師長：どうりで，なかなかうまくいかないわけですよね。大部分のスタッフが**誰かを隠れ蓑にして我関せず**という状態なんです。でも，自分の利害に関係することになると素早く動くんですけどね。

看護部長：**批判はするけど責任は持たない**っていうことでしょう？

花子師長：そうなんです。**評論家に徹している**というか…。

看護部長：いかに**当事者意識**を持たせるか，そして，**チーム内が外からも透けて見えるような体制**が必要ということよね。

花子師長：どういうことですか？

看護部長：もっと，**小集団にチームを細分化**する必要があるということよ。

●チーム全体で新人を支援する（図3）

看護部長：花子師長，新人の育成はどうしているの？

花子師長：プリセプターを決めて新人につけていますが，指導はプリセプター任せというところがあって，**プリセプターが疲弊**しています。それに，新人が育たないと自分の責任になるからと言って，プリセプター以外のスタッフは積極的にかかわろうとしていない状態で困っています。

看護部長：それでは，**プリセプターが潰れてしまう**わね。

図3 新人の育成の理想の体制

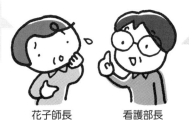

プリセプター任せのため，プリセプターが疲弊して困っています。

それではプリセプターが潰れてしまうわね。チーム全体でかかわることが必要ね！現場教育も大事ね！

花子師長　　看護部長

- 疲弊するプリセプター
- 実務を通したトレーニングが不足している新人

→ チーム全体で新人教育を支える体制

看護業務と人材育成を同時に行える仕組みが必要！

花子師長：それに，もっと**新人に現場で実務を通してトレーニングを積ませたい**ところですが，プリセプターも夜勤があるなど常時いるとは限りませんし…。

看護師長：それは困ったことね。**チーム全体で新人教育を支える体制**が必要ね。それに育成する時，業務は業務，育成は育成と分けると座学中心になってしまうから，頭では分かっているけど実務になると身体が動かないということになってしまうわね。**看護業務と人材育成を同時に行える体制**が理想ね。

ANSの定義 (図4)

看護部長：ここで，ANSの定義について考えてみたいと思うけど，花子師長はずばり，定義は何だと思う？

花子師長：ちょっと難しいですね…。まずは，**当事者意識を持つ**ということですね。

看護部長：つまり，**全員参加**ということね。それから？

花子師長：**リーダーがリーダーシップを発揮できるくらいの規模のチーム**にすることです。

看護部長：つまり，**小集団**ということね。それから？

花子師長：最後に言っていた，**業務をしながら人材育成もできる**ことです。

看護部長：つまり，**看護業務と人材育成の同時成立**ね。

花子師長：この3つをまとめると，ANSの定義になりませんか？

看護部長：そうね。出来上がったわね。

図4 ● ANSの定義

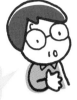
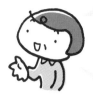

当事者意識を持つことです。そのためには，リーダーがリーダーシップを発揮しやすいくらいの人数のチームですよね！

それから，業務をしながら人材育成もできることですよね。

ANSの定義は何かしら？

看護部長　　　花子師長

**全員参加型，小集団，看護業務と
人材育成の同時成立を可能にする看護方式。**

ANS開発のヒント「アメーバ経営」（図5）

花子師長：看護部長，ANSはどうして「アメーバ」という言葉を使っているんですか？

看護部長：それはね，京セラ株式会社の稲盛名誉会長の著書『アメーバ経営』からヒントをいただいたからよ。

花子師長：京セラの稲盛名誉会長って，JAL（日本航空株式会社）を立て直した人ですよね。

看護部長：そうよ。よく知っているわね。

花子師長：アメーバって，理科で習った**単細胞生物**のことですか？　奇妙な名前ですね。

看護部長：そうね。スタッフの人数が増えていくと，アメーバが細胞分裂をするようにどんどんチームの数が増えていくという意味なのね。

花子師長：看護部長，そのアメーバ経営について教えていただけませんか？

看護部長：ANSの核となるものは，業界は違っていてもアメーバ経営と同じだから，アメーバ経営についても知っておいた方がよいわね。

花子師長：まず，どうしてアメーバ経営ができたんですか？　そのきっかけを知りたいですね。

看護部長：稲盛名誉会長の言葉に「中小企業と腫れ物は大きくなると爆発する」[1]というものがあるわ。とてもインパクトの強い言葉ね。

花子師長：どういうことですか？

看護部長：つまり，集団が小さいとメンバーの名前と顔が一致するだけでなく，その人の**性格**や考え方までよく知っていて，それに応じたコミュニケーション

図5●アメーバ経営

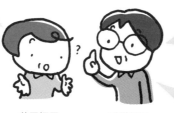

アメーバ経営ってあの単細胞生物のアメーバから来てるのですか？

そうよ。スタッフの人数が増えると，アメーバのようにチームの数がどんどん増えていくというわけ。

中小企業と腫物は大きくなると爆発するから小集団がよいということらしいわ！

花子師長　　看護部長

小集団方式 集団を小さくすることで隠れ蓑にするスタッフをなくす

機能別・役割別に細分化して経営者意識を醸成。

ができるけど，人数が多くなるとできなくなるでしょう？　そうすると，**チームワークが取れなくなる**ことにつながる，それと同じよ。

花子師長：そういうことはあります。うちの病院も，今まではメディカルスタッフの名前を全部知っていたのに，最近スタッフの人数が増えて，「あの人，どこの人だっけ？」ということあります…。

看護部長：それに，人数が多くなると「自分が頑張らなくても，誰かがやってくれる」と思って**力を抜く人が出てくる**じゃない？

花子師長：そう言えば，うちの病棟でも自分では考えようとしなかったり，いつも意見は言わないのに陰で批判したりする人がいます。

看護部長：うちの病院の規模でも実際にそういうことが起こるんだから，大規模病院ならなおさら，仕事をしているようで実はしていない人が出てくるわよね。

花子師長：そうですよね。人数が多くなると**誰が頑張っているのか分からなくなる**時もありますものね。

看護部長：とかく「集団が大きくなると，集団を隠れ蓑にする人が増える」と言うわね。

花子師長：そのとおりですよね。**人間って楽な方に流されます**よね。

看護部長：それから，他人任せの人，他人の仕事にぶら下がる人，当事者意識のない人，批判だけで行動しない人，こういう状態では組織は腐敗し崩壊してしまうわね。

花子師長：それは危険ですね。

看護部長：そうね。よく倒産した病院の話を聞くと，入院の稼働率が低くても，「何とかなるんじゃない？」とか「それは経営者が考えることじゃない？」と

思っているうちに，あっという間に資金繰りがうまくいかなくなることが多いそうよ。

花子師長：みんなが良い看護をして地域住民からの信頼を勝ち取って，患者に来ていただかないといけないということですよね。

看護部長：それからさまざまな研究から**人の管理できる人数は8人までと決まっているの（スパン・オブ・コントロール＝コントロールできる範囲）**。そのためには小集団方式を取り入れて機能別・役割別に細分化して，全社員の経営者意識を醸成しなければならないわよね。

〈Point〉**京セラのアメーバ経営**

・集団が大きくなると集団を隠れ蓑にする人が増える。

・他人任せの人，他人の仕事にぶら下がる人，当事者意識のない人，評論家で行動しない人がいると組織は腐敗し崩壊する。

・管理できる人数は8人までである。

これらを解決するために，小集団方式を取り入れて機能別・役割別に細分化し，全社員の経営者意識を醸成する。

ANSのカタチ

花子師長：そう言えば，看護部長はいつも**カタチ**にこだわっていますけど，ANSで**もカタチは重要**なんですか？

看護部長：よいところに気がついたわね。何事にも**カタチ**があるわ。それは，看護方式においても同じだと思うのよね。だから，うちの病院だけでなく，どの中小規模病院もANSのカタチを使えばすぐ導入できて，**一定の看護の質を担保できる状態にできる**と思っているのよ。

花子師長：ということは，うちの病院だけでなく，ほかの中小規模病院でも活用できる看護方式っていうことですね。

看護部長：中小規模病院の看護部長から，なかなか人が集まらなくて，看護の質を上げたくてもできないという話をよく聞くの。そういうスタッフの少ない病院にも活用していただけるとうれしいわ。

花子師長：つまり，**カタチの"カ"は実際の看護の質を上げる「型」を提供する**，**"タ"は例えば具体的にはどのように導入するかの方法を提供する**。そして，**"チ"は知識に基づいて行われている**っていうことですね。

看護部長：よく分かったわね。

花子師長：いつも看護部長に聞かされていますから。

〈Point〉**ANSのカタチ**

カ（型）：すべてのものには型がある→全員参加型，小集団方式，業務と人材育
　　　　　成のドッキング

タ（例えば）：何事も最初は模倣から→導入の方法が明確

チ（知識）：京セラのアメーバ経営に基づき，リッカートが提唱する「連結ピン
　　　　　モデル」の概念をチーム運営に生かす（第5章〈P.95〉で解説）

ANSのフィロソフィーとコンセプト（図6）

●フィロソフィー「人の心を大事にする」

花子師長：看護部長，ところでANSのフィロソフィーは何ですか？

看護部長：組織を構成する有限な資源のうち，最も重要なものは何か分かる？

花子師長：それは人に決まっています。

看護部長：そうよね。だから，フィロソフィーは「人の心を大事にする」ことよ。

●コンセプト「一人ひとりの看護師が看護の主役」

花子師長：では，コンセプトは何ですか？

看護部長：全員参加型で，一人ひとりが当事者意識を持って自分のやりたい看護を実
　　　　　現するということだから，何だと思う？

花子師長：ちょっと難しいです…。

看護部長：「一人ひとりの看護師が看護の主役」ということになると思うわよ。

花子師長：「満足のいく看護ができない」と言っていたスタッフがいたから，**自分が
　　　　　やりたい看護ができるという裁量権をチームに与えれば**，みんなやる気が
　　　　　出てきそうですね。

看護部長：トップダウンではなくて，チームのみんなで考えることにすれば，楽しく
　　　　　なるんじゃないかしら？

図6 ANSのフィロソフィーとコンセプト

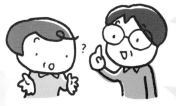

フィロソフィーは，有限な資源の中で人が最も大事なものだから，「人の心を大事にする」ことよ。

ANSのフィロソフィーとコンセプトは何ですか？

花子師長　　看護部長

一人ひとりが当事者意識を持って，やりたい看護を実現することがコンセプトよ。

| アメーバ・チームに自由に看護の裁量権を与える | ➡ | アメーバ・チーム単体として看護を実現する |

コンセプトは，一人ひとりの看護師が看護の主役。

ANSの仕掛け（図7）

●看護業務と人材育成を同時に成立させる

花子師長：ANSを成功させるには，仕掛けが必要ですね。

看護部長：よく細かいことに気づいたわね。

花子師長：だって，看護部長はいつも**アイデア**が大事だっておっしゃっているじゃないですか？

看護部長：人が仲間意識を持つためには，"同じ釜の飯を食べる"というようなことが必要だと思うのよ。みんなはいつもイベントとか嫌いそうに見えるけど，実際にやってみると楽しいっていうことはあるわよね。

花子師長：そういうことは私も感じています。夏祭りの企画も最初は不人気なんですけど，結構楽しく準備していますよね。

看護部長：だから，**チームで同じ患者のケアをしながら，人材育成も一緒に行って，悩みも相談できるような仕組み**があるとよいと思うのよ。言葉で表現するなら，「人を育てて一緒に仕事をして人生を共に語り合う」って感じよね。

●次世代のリーダーのトレーニングの場とする

花子師長：そのほかに仕掛けはありますか？

看護部長：最近，管理職に推薦すると「私は向いていませんから」と断られることがあるのよ。私の若いころは，管理職というと「認められた」と思えてうれしかったものだけど，時代が変わったのよね。でも，管理職を置かないわ

図7 ● ANSの仕掛け

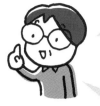

ANSの仕掛けって
何ですか？

花子師長　　　　看護部長

まず，仕事をしながら人材育成
も行っていくことよ。"同じ釜
の飯を食べる" ってことね。

それから，「アメーバ・チーム
を束ねながらリーダーシップ
を学ぶこと」「情報の共有化を
末端まで行うこと」よ。

ANSの実施　➡　人材育成
次世代のリーダートレーニング
末端まで情報の共有化

ANSを行いながら，チーム力を強化し，互いに成長していく。

けにはいかないから，管理職に推薦する前に**トレーニングをしてもらおう**かと思っているの。つまり，**アメーバ・チームをまとめる業務をしながらマネジメントの体験をしてもらう**ということよ。研修を兼ねるという意味でよいと思うんだけど…。

花子師長：それはよい考えですね。

情報を末端まで行き渡らせる

花子師長：ほかにもまだありますか？

看護部長：ほかに考えていることは，情報が隅々まで行き渡り，**共有される**ことだと思っているの。

花子師長：それは同感です。情報が共有されていなかったり，伝達が遅れたりしたためにアクシデントや事故が起こることもありますもの。夜勤専従の看護師や看護補助者への伝達漏れが多いように思います。

看護部長：そうよね。特に薬剤に関するアレルギーの情報は，伝わっていないと重大なことになるから，しっかり伝達してほしいわよね。

花子師長：そうです。それに，患者は**同じことを何回も看護師から聞かれる**と「情報を共有していないのか？」と思い，**信頼できない病院として苦情が来る**ケースもあります。

看護部長：そうよね。私が患者でも，自分の情報がしっかり共有されていない病院は信頼できないと思ってしまうかもしれないわ。

花子師長：全くそのとおりです。でも看護部長，どういう方法で情報を共有しようと考えているんですか？

看護部長：１つは，**チームの組織をしっかり構築する**ことにより，**誰が誰に連絡しな**
ければならないかの責任を明確にしようと思っているの。もう１つは，IT
の時代なのだから，デジタル機器を使った伝達方法で情報を周知徹底する
つもりよ。例えば，みんなが使っているLINEなどの**SNS**（ソーシャル・
ネットワーキング・サービス）を使うとか，**電子カルテのコメント欄を活**
用するとか，さまざまな方法があると思うのよ。

花子師長：それは良い方法ですね。**情報の伝達スピードが速くなります**ね。

〈Point〉業務・教育と情報の共有化をアメーバ・チーム内で完結

・人が人間関係を築くためには，"同じ釜の飯を食べる"ような，共に同じこと
をすることが大事である。

・アメーバ・チームは次世代を育てるトレーニングの場とし，小集団を束ねると
いう経験をしながらリーダーシップとマネジメントを学んでいくことができる。

・情報をスピーディーに末端まで伝達し共有する仕組みをつくることで，安全を
守れる。

ANSの基本的な仕組み（図8）

●自由自在に分裂して小集団を編成する

花子師長：ところで看護部長，ANSの基本的な仕組みについて簡単に教えてもらえ
ませんか？

看護部長：人数が多くなると**アメーバが細胞分裂をするようにチームも自由自在に**
分裂して，組織を再編成することよ。

花子師長：だから，**アメーバ・ナーシング・システム**なんですね。

看護部長：前にも言ったけど，１人のリーダーが面倒を見きれる人数は８人までで
しょ。だから，人数が増えたら，**チームの数を増やさないといけない**の。
つまり，**小集団を維持**するということね。

花子師長：人数はどれくらいがよいと思いますか？

看護部長：そうね，小学校の班編成のように５，６人が理想的かな。

●業務を通して新人も先輩もスキルアップする

花子師長：そのほかに何かありますか？

看護部長：私たちのスキルは，座学も重要だけど，いざという時に身体が動かないと

図8●ANSの基本的な仕組み

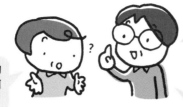

ANSの基本的な仕組みは何ですか？

花子師長

看護部長

まず，スタッフの人数が増えたら自由自在にチームが分裂して，小集団を維持することね。

具体的には，小学校の班編成のように5，6人が理想ね！

| 人数が増えたら自在に分裂 | → | 小集団を維持 | → | 顔の見える関係を維持 |

| 業務を行いながらスキルアップ | → | 暗黙知の技術を習得 |

先輩が新人を育成し，新人は先輩をリスペクトする集団を目指す。

役に立たないわよね。

花子師長：同感です。急変した時，棒立ちになって何もできなければ患者は死んでしまいます。

看護部長：棒立ちにならないようにするには，集合研修だけでなく，**現場で自分の身体に覚え込ませることが重要**だと思っているのよ。

花子師長：私もそう思います。

看護部長：だから，**現場のOJTを重要視**したいのよ。

花子師長：それは良い方法だと思います。

看護部長：見守りの下で業務を行い，技術を学んでいくというのが理想だと思うのよ。

花子師長：実際にやってみないと分からない**暗黙知の技術**もありますものね。

看護部長：そうすることによって，**先輩は新人を育成し，新人は先輩をリスペクトする**という体制ができてくると思うの。

花子師長：その関係って素敵ですね。

〈Point〉ANSの基本的な仕組み

・アメーバのように自由自在に分裂してチーム（小集団）を編成する。

・業務を行いながらスキルアップして，暗黙知の技術を習得する。

　→先輩が新人を育成し，新人は先輩をリスペクトする。

ANSに必要な要素

●メンバー全員が当事者意識を持ち，一人ひとりが看護の主人公となる

花子師長：看護部長，「ANSの基本的な仕組み」については分かったんですけど，ANSに取り組むにあたって，重要なことは何ですか？

看護部長：まずは，**メンバー全員が当事者意識を持つ**ことね。

花子師長：でも看護部長，当事者意識を持たせることって結構難しいですよ。

看護部長：花子師長，悩んでいることがありそうね。

花子師長：実は最近，看護師長として自信をなくしているんです。

看護部長：いつもの前向きな花子師長ではないようね。何があったか話してくれない？

花子師長：はい，いろいろなことが一度に起こったのです。多発する認知症患者の転倒・転落事故，家族からのクレーム，医師からの指示受けに対しての指摘など，問題が山積みで何から手をつけてよいのか分からない状態なんです…。でも，スタッフ全員が他人事ととらえていて，改善しようとしないんです。

看護部長：自分のことだけで精一杯っていうことかしら？

花子師長：きっとみんな忙しいんだと思うんです。でも，他人のことなんか構っていられないっていうか，自分に被害がなければよいと思っているようです。

看護部長：**チームワークがない**のね。

花子師長：そうなんです。全く**連帯感がありません**。問題が発生しても自分には関係ないと**放置している状態**です。**解決するのは自分たちではなく，管理職だ**と丸投げしているんです。

看護部長：**自分で考えようとしない**のね！

花子師長：誰も私に協力してくれないと思うと，つらくて心が折れます。

看護部長：看護主任は，協力してくれないの？

花子師長：看護主任は**スタッフ寄り**なんです。例えば，入院基本料を死守するためには労働時間は外せないのに，スタッフが集中して有給休暇の希望を出してきます。それについて，看護主任は**労働者の権利**だと言うんです。私はどうしたらよいか分からなくなります。

看護部長：確かに有給休暇を取る権利はあるけれど，集中して取ると，要員を確保することが難しいわよね。患者の安全も守れなくなるわ。そのことは説明したの？

花子師長：説明しても，リハビリテーション職やMEは有給休暇を取れるのに，「看護

師だけどうして我慢しなければならないんですか？」と言って納得してくれないんです。

看護部長：それも一理あるわね。でも，看護師という仕事が，患者をケアする仕事だという奉仕の精神が基盤にあることが分かっていないのかもね。

花子師長：どうしたらよいんでしょうか？

看護部長：つまり，**他人任せで当事者意識の低い風土**になっているのね！　花子師長，そうなってしまう原因には環境の変化が考えられるけど，それについてはどう思う？

花子師長：環境の変化ですか？　多分，医療療養型病棟から，地域包括ケア病棟に転換して，みんな慣れていないのだと思います。医療療養型病棟だと入院は5～6人ですけど，地域包括ケア病棟になってからは，その5倍以上の患者さんが入院してくるので，忙しくって…。

看護部長：じゃあ，スタッフもいろいろ大変だったのね。

花子師長：考えてみたら，私だけではなく，スタッフも大変だったんだと思います。

看護部長：そうみたいね。花子師長，リーダーはどんな時でもクールで方向性を見失ってはいけないわよね。

花子師長：そうでした。反省します。

看護部長：反省したところで，花子師長は，チームの**あるべき姿**は何だと思う？

花子師長：みんなが助け合える，支援できることです。

看護部長：それと，**一人ひとりが看護の主人公である**という意識じゃないかしら？　看護をすることが，その看護師の生き方の支えになるようなことが必要だと思うのよ。

花子師長：確かにそう思います。

看護部長：なぜできていないのかしら？

花子師長：分かりません。

看護部長：互いに支援できる体制になってないからじゃない？　つまり，当事者意識がない，**当事者意識が持てる仕組みになっていない**ってことじゃないかしら？

花子師長：ということは，**当事者意識が持てる仕組みをつくれば**よいってことですね！

看護部長：ご名答！　分かったじゃない。

花子師長：何だかやれそうな気がしてきました。

気づき⇒何か変?
自分に自信がなくなった。

背景⇒何が変わったか? (環境の変化)
医療療養型病棟から地域包括ケア病棟に転換になり,患者の入退院が激しくなった。

現状⇒どうなっているのか?
アクシデント・事故,患者家族からのクレーム,医師からの指摘,人のことは構っていられない,人任せ,他力本願,他人に関心がない,"当事者意識がない"

要因⇒それは,なぜ起こっているのか?
・当事者意識を持てる仕組みが整備されていない
・中小規模病院に合った看護体制

★自分にとって何が問題か?
"中小規模病院に合った当事者意識の持てる仕組みをつくる"

どうあるべきか?
助け合い互いに支援できる体制ができている状態

●小集団にして集団の透明性と役割意識を助長する

花子師長:では,どうしたら**当事者意識**を持てる仕組みがつくれるのですか?

看護部長:それは逆に,どうして当事者意識が持てないのか考えればよいと思うわよ。どうしてだと思う?

花子師長:う〜ん,分かりません。

看護部長:病棟単位ではスタッフの数が多くて,看護師長と看護主任だけでは**目が届かなくなっている**んじゃないかしら?

花子師長:**看護師の数が問題**ということですか?

看護部長:そうよ。

花子師長：そう言われると，全体を監督できている自信がありません。**報告・相談・連絡も徹底していませんし**…。

看護部長：そりゃそうよ。**1人で束ねることのできる人数は8人**なんだから，花子師長が病棟全体を把握できてなくて当然だと思うわ。

花子師長：でも，それが原因でいろいろ事故が発生していると思うんです。結局，私に看護師長としての力がないんです。

看護部長：そんなに落ち込まなくてもいいんじゃないかしら。私は，原因はその人自身の力ではなくて，**方法**だと思うのよね。

花子師長：**方法**ですか？

看護部長：そう。この場合の方法とは，病棟を監督するための仕組みのことよ。仕組みを考える必要があると思うわ。

花子師長：どんな仕組みですか？

看護部長：チームナーシングだと2つか3つのチームに分かれると思うんだけど，もっと**チームを細分化して1人のリーダーが監督する人数を8人以下にする**のよ。

花子師長：なるほど，そうですね。**集団をもっと小分けにすればいいんですね**。看護部長の考えることってすごいですね。

看護部長：すごくないわ。この法則は私が考えたことではないもの。前にも言ったけど，この考えは，京セラの稲盛名誉会長が考えたのよ。会社が大きくなると，集団が大きくなって指示した内容が届かなかったり，経営者の思いが社員に届かなくなったりするというのよ。前に稲盛名誉会長が「**中小企業と腫れ物は大きくなると破裂する**」と言っていると話したわよね。

花子師長：でも，**看護方式に応用する**にはどうすればいいんですか？　企業と病院ってかなり違うと思いますよ。

看護部長：それで考えたんだけど，**アメーバをたくさんつくればいいと思うのよ**。

花子師長：アメーバとはチームのことですね。なるほど，そうですね。「**チームをアメーバが分裂するように集団を小分けにすれば管理しやすくなる**」ということですね。

看護部長：小集団になるから，気心が知れて，誰が何をしていて，どういう考えを持っているのかが分かり合えると思うわ。

花子師長：仲間意識と連帯感が出てきそうですね。

看護部長：そうすると，アメーバ・チームの中で役に立ちたいという**役割意識**が芽生えてくるんじゃないかと思うのよ。

花子師長：つまり，役割が明確になって，**当事者意識が持てる**っていうことですね。

●情報の共有化で仲間意識を醸成する (図9)

看護部長：花子師長は**アメーバ・チームの仲間意識**をつくっていくには，次に何をす ればいいと思う？

花子師長：え？　何でしょうか？　ちょっと分かりません。

看護部長：じゃあ，花子師長が今，一番困っていることは何？

花子師長：え？　私が一番困っていることですか？　それはアクシデントや事故が急 に多くなってしまって…医療療養型病棟の時は，こんな状態じゃなかった のに…。本当に困っています。

看護部長：アクシデントや事故はどうして起こっているのかしら？

花子師長：多分，地域包括ケア病棟になり入退院が激しくなって，患者の把握が十分 にされなくなったからだと思います。

看護部長：それって，**情報が共有されていない**ってことよね。

花子師長：はい，**情報の伝達ミス**が多いです。特に，夜勤専従の看護師や看護補助者 に伝わらないことが多くて，検査があるのに朝食を食べさせてしまうと か，単純なミスが発生して…本当に情けない状況です。

看護部長：そう言えば，先日の患者からの投書でも「何人もの看護師から同じことを 聞かれるので嫌になる。情報を共有できないお粗末な病院なのか？」とい うのがあったわね。

花子師長：そうなんです。患者からは「それ，前の人にも聞かれたんだけど，みんな に分かるようにしてくれないと困るよ」と言われています。

看護部長：情報を**タイムリーに伝達**できていないのね。それは大変な問題よね。アレ ルギーを知らないために患者を死に至らしめるようなことがあると大変な ことだもの。確か，小学校で児童のピーナッツアレルギーを把握していな くて，死亡した事故があったわね。それは早く改善しないといけないわ。

花子師長：どうしたらよいでしょうか？

看護部長：まず，**連絡経路**について考えましょう。

図9 ● ANSの情報の共有化

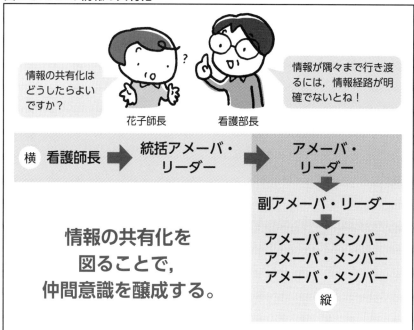

花子師長：え〜と，まず，私からの情報が誰に行くかですよね。

看護部長：連絡経路を考えるには，まず，**アメーバ・チームのリーダー**を決める必要
　　　　　があるわね。

花子師長：アメーバ・リーダーですね。

看護部長：次に，**統括アメーバ・リーダー**ね。

花子師長：つまり，アメーバ・リーダーのトップですね。

看護部長：花子師長が統括アメーバ・リーダーに情報を伝達すると，統括アメーバ・
　　　　　リーダーはそれぞれの**アメーバ・リーダーに伝達**するわけね。

花子師長：つまり，**横のラインに伝達**することになるんですね。

看護部長：そうすると，それぞれの**アメーバ・リーダーは自分のアメーバ・チームの
　　　　　メンバーに伝達**することになるわね。

花子師長：今度は**縦のラインの伝達**ですね。

看護部長：そうよ。そうすると，**マトリックスの情報伝達の仕組み**が完成するわけよ。

花子師長：わあ，すごく楽になりそうです。

看護部長：さらに完璧にするためには，最後に伝わった人がアメーバ・リーダーに情
　　　　　報を確認し，アメーバ・リーダーが統括アメーバ・リーダーに確認し，最
　　　　　後に看護師長に確認するとよいわ。

花子師長：すごい。完璧です。

看護部長：あとは，**伝達手段**ね。

花子師長：何か考えがあるんですか？

看護部長：現代はITの時代でしょう。だから，**スマートフォンなどを活用**すると便利だと思うのよ。

花子師長：どういうふうに活用するんですか？

看護部長：情報漏洩のことも考えなければならないんだけど，個人情報に関係ないものはLINEの一斉送信，次に確実に知らせたいことは個人宛LINE，かなり重要な案件は電話というように，**情報の内容や重要度により伝達方法を選択する**とよいと思うのね。

花子師長：その方法だと確実かつスピーディーに伝わりますね。

〈Point〉**仲間意識の醸成には情報の共有化が鍵**

"タイムリーに" "周知徹底"

・連絡経路

　①横のライン　看護師長→統括アメーバ・リーダー→アメーバ・リーダー

　②縦のライン　アメーバ・リーダー→アメーバ・メンバー

・伝達手段

　①LINE一斉送信　②個人宛LINE　③電話

●アメーバ・チームで同じ患者を受け持ち，看護の継続性を保つ

看護部長：そのほかに困っていることはないの？

花子師長：今はチームナーシングをしていますけど，チームというのは形ばかりになっていると思います。その日その日で受け持つ患者はバラバラなためその日暮らしの状態で，**看護の継続が全くできていない**と思うんです。

看護部長：それぞれが気ままに看護したのでは，看護がつながらないから，良い看護はできないわね。

花子師長：でも，限られた人数しかいないし，夜勤もありますし，日々違う患者を受け持つしかないんです。どうしたらいいんでしょうか？

看護部長：**アメーバ・チームで同じ患者を受け持てる**ようにするといいわ。例えば，１号室と２号室の患者は佐藤アメーバ・チームが受け持つというようにすれば，患者８人に関しては**情報を共有できる**し，スタッフが**休んでも対応できる**と思うわ。

花子師長：夜勤の時はどうしましょうか？　２人夜勤なので，１人が18人の患者を見ることになるんですけど。

看護部長：アメーバ・チームが受け持つ部屋を２週間ごとにローテーションすればいいんじゃないかしら？

花子師長：そうすると，全体の患者が把握できますね。

看護部長：少なくとも，日替わりで転々と受け持ち患者を変えるよりは，患者を把握
　　　　　できて**看護を継続できる**と思うわ。それに，本当はプライマリーナーシン
　　　　　グが理想だけど，実際には夜勤や休みなどを考えると難しいわね。看護に
　　　　　は休みがないから，医師のようにはいかないんじゃないかしら？

花子師長：私もそう思います。今まで，一応プライマリーナースはいたんですけど，
　　　　　結局形ばかりで看護に責任が持てず，看護サマリーを書くのが仕事のよう
　　　　　になっていましたから…。ANSなら**継続した良い看護**ができそうです。

看護部長：それに，チームで受け持つのも悪くないと思うわよ。中堅や新人が入って
　　　　　いた方が**看護実践能力も均一化する**と思うしね。

花子師長：確かにそうです。新人には任せられない重症の患者もいますから。

看護部長：じゃあ，これで看護面は解決しそうね。

●アメーバ・チームの意思決定は
　ミーティングやノートを活用する（図10）

花子師長：看護部長，アメーバ・チームで患者のケアにかかわることは分かったんで
　　　　　すけど，看護に対しても価値観が違うと思いますが，**看護ケアのすり合わせ**
　　　　　はどう行ったらよいですか？

看護部長：まず，毎朝5分の**アメーバ・ミーティング（モーニング・ミーティング）**
　　　　　を行うことね。

花子師長：5分は短いと思いますが，何をするんですか？

看護部長：まず，スタッフを各自の業務に向かう前に集めてモラールを高めること
　　　　　と，「継続看護に関する事項」「緊急性・重要性の高い情報」の伝達をする
　　　　　とよいと思うわ。

花子師長：何をするか決まっていると，5分でも有効にできますね。そのほかに，病
　　　　　棟全体として行うとよいことはありますか？

看護部長：病棟全体としては，**毎週水曜日に行うアメーバ・リーダー会議（ウイーク**
　　　　　リー・ミーティング）よね。

花子師長：どうして，週の半ばに行うんですか？

看護部長：週末だと，1週間が過ぎてからミーティングを行うことになるでしょ。そ
　　　　　れだと，結果が出てしまっている可能性があるわ。そうではなく，できて
　　　　　いないところは，その週のうちに修正する方がよいと思うのよ。そのため
　　　　　には，週の半ばでミーティングを設ける必要があると思うわ。

花子師長：そうですよね。それに，ほかのアメーバ・リーダーから刺激をもらうこと
　　　　　もできますよね。そのほかに工夫はありますか？

看護部長：「アメーバ・ノート」を活用することだと思うわ。

図10　アメーバ・チームの意思決定の方法

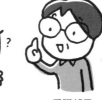

アメーバ・チームの看護ケアのすり合わせはどのように行えばよいですか？

具体的には，毎日・週単位・月単位で考えるとよいわ。

情報はアメーバ単位・部署単位・看護部単位で考えましょう。

花子師長　　　看護部長

朝5分	➡	モーニング・ミーティング	➡	継続看護 緊急・重要情報
毎週水曜日	➡	ウイークリー・ミーティング	➡	リーダー同士の情報交換
毎月 第1金曜日	➡	ANS委員会	➡	全体会議

患者をチームで支援する。看護は"孤独なJob"ではない。

花子師長：「アメーバ・ノート」ってどう使うんですか？

看護部長：日々の看護業務の中で，ゆっくりケアの方向性なんかを話し合うことはできないと思うから，「アメーバ・ノート」に**看護に関することを何でも書く**のよ。

花子師長：自分の看護に対する思いをノートに書き込むんですね。なんだか**看護がつながっていくようで素敵**ですね！

看護部長：看護って1人で孤独に行うことではないと思うのよね。チームで支援することで患者の回復力が促進されると思うの。

花子師長："孤独なJob"ではないってことですね。

看護部長：そう，患者をチームで支援することが大切よ。

●新人や中途採用者が定着するには居心地の良い環境を提供する

花子師長：看護部長，ほかにアメーバ・チームをつくっていく上で大事なことはありますか？

看護部長：まず，**新人や中途採用者に対して，ウェルカムな環境をいかにアメーバ・チームがつくるか**ということね。

花子師長：それって，簡単そうに思えますけど，とても難しいですよね。特に，長く在籍しているスタッフが多くて仲間意識が強いと，**自分たちでは意識していなくても，新人や中途採用者が容易にチームに溶け込めない雰囲気を醸**し出しているということがあります。

看護部長：多分，自分たちは意識していないと思うけど，普通に接しているつもりでも，淡々としたクールな雰囲気が出ていて，新人は受け入れてもらえないととらえてしまうかもしれないわよね。離職を申し出た新人や中途採用者に理由を聞くと，「聞いても教えてもらえなかった」と言われることがあるわ。教えなかったわけではないけど，自分の仕事を優先してしまうとそういうふうにとらえられることもあるわね。

花子師長：ということは，**「入職してくれてありがとう」という感謝の気持ちをアピールするくらいの行動をする**ことが必要なんですね。分かり合うためには態度や言葉に出す必要があるってことですよね。

看護部長：そうよね。新しい仲間をどんどん入れていくことは，チームの戦力が上がることにつながるわよね。私はよく看護師紹介を奨励しているんだけど，「紹介してくれたら，自分のアメーバ・チームに入れていいわよ」と言っているの。

花子師長：それって，ある程度，アメーバ・チームに裁量権を与えているということですよね。

看護部長：そうよ。私はそれでよいと思っているの。そうでないと，人間はモチベーションが上がらないんじゃないかしら？

花子師長：そうだと思います。いかにスタッフのモチベーションを上げる仕組みをつくるかが大切だと思います。

看護部長：**「看護をしているとワクワクする」「自分たちの行っているケアが患者を回復させている」「元気にしている実感がある」ということが必要**じゃないかしら？

花子師長：そのとおりだと思います。そういう実感があれば，離職は少なくなるんじゃないでしょうか？

看護部長：そうすると，自然と新人や中途採用者を育成・支援する風土ができてくるし，アメーバ・チームが競い合って，新人や中途採用者が定着するように新人などに気を配るようになるんじゃないかしら？

花子師長：そういう雰囲気が自然とできれば，スタッフが定着するようになると思います。

●アメーバ・リーダーの育成を通して次世代リーダーをトレーニングする

花子師長：それから，困っていることの一つとして，**副看護主任や看護主任の育成**が難しいことがあります。

看護部長：そうよね。副看護主任や看護主任は所属長じゃないから，看護師長のよう

に**管理職としての自覚を持てない**かもしれないわよね。

花子師長：どうしたらよいでしょうか。

看護部長：管理職としての**実践の場を少しずつ与えていく**しかないわよね。

花子師長：例えばどんな場でしょうか。

看護部長：アメーバ・リーダーとして小集団を束ねながら，集団を束ねるということや責任，リーダーシップを学んでいけばいいんじゃないかしら？

花子師長：そうですね。アメーバ・リーダーとして５，６人を束ねる訓練をする中で，ほかのアメーバ・リーダーと競争することもありますものね。

看護部長：そうね。小集団を束ねていくうちに，**副看護主任や看護主任としての立ち位置が分かってくる**んじゃないかしら。

花子師長：リーダーとしての苦労やつらさも分かってくると，成長すると思います。

看護部長：**まずはやらせてみる**ことが必要だと思うわよ。

花子師長：そうですね！

●さらなるチームワークの構築には相互支援の仕組みをつくる

花子師長：看護部長，アメーバ・チームのチームワークをつくるにはどうしたらよいと思いますか？

看護部長：**新人がベテランをリスペクトし，ベテランは新人を見守る体制が理想**だと思うの。そのためには，看護実践力の高い看護師が，あまり高くない新人の手助けをしたり，組織の仕組みが分かっていない中途採用者を助けたりすることが必要ね。

花子師長：それはすごいですね。**相互支援交流**ということでしょうか？

看護部長：そうよ。また，アメーバ・チームの中で，**自分の役割意識を自然に持たせる**ことも重要ね。

花子師長：例えばどんなことですか？

看護部長：看護実践力に自信がなくても，患者のためのレクリエーションが得意だとか，マニュアルづくりが得意だとか，何かしら得意なことがあると思うの。その**潜在能力を発掘する**とよいと思うわ。

●家庭と両立するために定時で帰るための仕組みをつくる

花子師長：そのほかには何かありますか？

看護部長：みんな**定時に帰って，仕事とプライベートを両立**してほしいと思っているのよね。

花子師長：そのためにはどうしたらよいでしょうか？

看護部長：まず，**早く仕事の終わった人が終わっていない人を手助けする**ように，ア

メーバ・リーダーが明確に指示を出せる体制が必要よね。

花子師長：じゃあ，17時から申し送りですから，16時50分ぐらいから手助けし合えるようにするといいですよね。そのほかに何かありますか？

看護部長：私たちの仕事は安全第一だから，**ミスが発生する前に互いにカバーする**ことが大事よね。

花子師長：それは最も重要なことだと思います。今までは自分の仕事だけして，他人のことはお構いなしというスタッフも確かにいました。でもそれでは，患者の安全は守れませんから。

看護部長：患者の安全を守るためには，セーフティーネットの考え方が必要だと思うわ。

●スタッフの意見が反映される場をつくる

花子師長：看護部長のお話を聞いて，かなりできそうな感じがしてきましたけど，ほかに何か必要なことがありますか？

看護部長：アメーバ・チームの意見が**タイムリーに反映される場**が必要ね。

花子師長：どんな場ですか？

看護部長：ANSの場合，中小規模病院を想定しているから，アメーバ・リーダーを全員集めることも可能だと思うのよ。

花子師長：アメーバ・リーダーを通して，アメーバ・チームの思いや意見を聞くわけですね。

看護部長：それに自分の考えって，他者とのかかわりの中で明確になると思うの。

花子師長：そうですよね。人から刺激をもらえるっていうこともありますね。

看護部長：そうすると，管理者がこうあるべきだと理想を示すよりも，もっと有効に自分の役割や立ち位置が分かってくるんじゃないかしら？

花子師長：私もそうだと思います。そうでないと，いくら私が言っても「看護師長と私たちは違うでしょ」と言われ，一線を引かれるのが関の山ですから。

看護部長：継続的にアメーバ・リーダーが集まる場をつくることによって，互いに刺激し成長する場になると思うわ。

花子師長：つまり，ANSの中核となる運営機関をつくるということですよね。

第 4 章

アメーバ・ナーシング・システム（ANS）のコンセプト

「一人ひとりの看護師が 看護の主役」

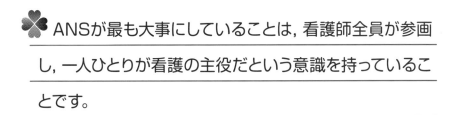

ANSが最も大事にしていることは，看護師全員が参画し，一人ひとりが看護の主役だという意識を持っていることです。

なぜ"アメーバ・ナーシング・システム"と呼ぶのか

　前述したとおり，中小規模病院では従来の看護方式は通用しないと考えていました。なぜなら，絶対的に人員が少なく，1人2役どころか3役，4役の役割や業務を担わなければ部署が機能しないからです。そして，部署を機能させるためには，全看護スタッフが運営に参画することが必要だと考えます。ぶら下がりのスタッフをなくさなければなりません。そこで，"我が事意識（当事者意識）"を醸成するような看護方式はないかと探していたところ，京セラ株式会社の名誉会長稲盛和夫氏が著した『アメーバ経営』[1] に偶然に出会い，直感的に「私が目指している看護はこれだ」と思ったわけです。それは，**全員参加で一人ひとりが主役として自立／自律することを推奨している**点が，私の考えているイメージと同じでした。そして，**人員が増えれば分裂してチームの数が増え**，常に少人数による小さな集団を形成している点も，スタッフを**誰かの隠れ蓑にさせずに専門職として自立／自律**させていく方法だと思いました。

　こうした経緯から，稲盛氏の提唱している「アメーバ経営」にちなんで，"アメーバ・ナーシング・システム（ANS）"と名づけることとしました。

　稲盛氏については皆さんもご存じだと思いますが，京セラという優良企業を創立しただけではなく，経営破綻した日本航空株式会社を立て直したことでも有名です。私は以前より，この経営哲学に深く共鳴していました。そして，**看護版アメーバ経営**ができないものかと常々考えていました。アメーバ経営は管理会計の色が濃いので，ANSとは内容はかなり異なりますが，根底に流れているフィロソフィーは同じだと考えています。

ANSのフィロソフィーは「人の心を大事にする」
～有限である資源の中で最も重要なのは人的資源

●人の心を大事にしてこそ，良い看護ができる
～すべては人とのかかわりにある

　組織を構成する資源はいろいろあります。よく言われるものは，**ヒト・モノ・カネ・情報・時間**です。これらはそれぞれ大事な資源ですが，中でも重要な資源は，**ヒト**，すなわち人的資源にほかなりません。「武田節」にも「**人は石垣，人は城，情けは味方，仇は敵**」という一節があります。

人を大事にし，存分に力を発揮させてこそ，良い看護ができると思います。スタッフをやる気にさせ，その気にさせれば，「人がいない」「患者の回転が速くアセスメントが不十分だ」「違う診療科の入院で不慣れだ」などの苦境も何とか乗り越えられると思います。そして，そのためには，看護スタッフの一人ひとりを大事にすることが必要です。「ANSは人の心を大事にする」ということです。

●アメーバ経営においても人の心がベース

また，稲盛氏は著書の中で「アメーバ経営においても**人の心がベースとなっている**」[2]と述べています。いくら「収益を上げる」「生産性を上げる」と言っても，これらは組織を構成するメンバーのやる気や継続する力にかかっていると思います。

また，メンバーの力を結集することにより，不可能を可能とすることもできるのです。その力を維持できるマネジメントこそ重要でしょう。

『アメーバ経営』の中では，「人体に何十兆という細胞があり，ひとつの意志のもと，すべてが調和しているように…(中略)…アメーバ（小集団組織）が一丸（小集団組織）となれるのである」と述べられています[2]。

●共に頑張り，切磋琢磨し，成長し合う

現在は，「頑張る」とか「努力する」ということが死語となりつつある時代だと思います。「頑張っても報われないのではないか」「頑張りすぎて病気になったり過労死したりするよりも，自分のプライベートを大事にした方がよいのではないのか」「正当な道を行くより，最短距離の裏道はないか」など，人知れず努力することが無意味のように思われています。主任や師長になることを勧めても，「あんなに大変なことはしたくない」と断られることもしばしばです。また，自分には務まらないと言って途中で管理職を降りる人もいます。

何かを成し遂げるということは，それほど簡単なことではありません。管理職に限らず，自分の信じるもののため，自分の成し遂げたいもののために頑張ってほしいと思います。

●相互支援の絆をつくる

私は過去に「東日本大震災の高齢者がいかにして生き延びたか」というレジリエンスの研究を行ったことがあります。この研究のインタビュー調査の中で感じたことは，人々が震災にあった時，その人々の助けとなったのは，地域の近隣住民の相互支援だということでした。私たち看護職の多くは，人生の大半を病院の中で過ごしています。そう考えると，職場そのものがコミュニティと言ってもよいかもしれません。その中で相互支援の輪をつくってほしいと思います。

ANSのコンセプトは
「一人ひとりの看護師が看護の主役」

●看護師一人ひとりが自信を持って看護の主役になることが必要

　看護の仕事の面白さと専門性は，患者にかかわり，患者の回復力を促進できることにあります。素晴らしい治療薬があったとしても，患者に元気になりたいという希望がなければ，患者の自然治癒力は活性化しません。その患者に希望を持たせ支援する仕事を行えるのは，看護師以外にありません。患者を回復させるために，看護師は主体的に活動する必要があります。

　今後，診断技術はAIに置き換わると言われています。しかし，患者を支援する看護師の仕事がAIに置き換わることはありません。なぜなら，支援には双方の感情の交流があるからです。そのためには，**看護師一人ひとりが自信を持って看護の主役になる**ことが必要です。多方面の知識を駆使して患者にホリスティックにかかわれるのは，看護師以外にはいないと思います。

●「一人ひとりの看護師が主役」

　稲盛氏は，『アメーバ経営』の中で「一人ひとりの社員が主役」と述べています[3]。看護においても「一人ひとりの看護師が看護の主役」になれる仕組みをつくることが，看護の生産性を向上させ，患者中心の看護を実践できる礎になると考えています。

ANSのフレームワーク（概念枠組み）

●抽象的概念図

縦と横が全体の「思いの構図」をつくっていく

　中島みゆきの“糸”という歌があります。自分と大切な人を縦糸と横糸に例え，かかわり合うことで温かな織物になるだろうと歌っています。人間は孤独ではいられません。特に，仕事においては相互交流が大事です。人とかかわり合うことで，仕事に向かう原動力となり，思いとなります。頑張りたいと思う時もあれば，打ちひしがれる時もあるでしょう。しかし，人からの支援が生きる希望につながることもあります。これらは情動的行為であると言えます。

縦と横の「指示命令の構図」をつくっていく

一方で，私たちが看護という仕事を行う時，思いや感情に流されては仕事ができないのも事実です。たとえ同僚と仲違いしようが，上司とそりが悪かろうが，それらに関係なく，「自分の仕事を遂行する」「責任を持った仕事をする」というのがプロフェッショナルだからです。

そして，与えられたミッションに対して，組織としての仕組みをつくっていくことが必要です。これが指示命令のマトリックスになると考えます。

「思いの構図」と「指示命令の構図」のマトリックスを調和させる

看護という責任が個人にのしかかる仕事をする時，情動という「思いの構図」にだけとらわれると，適度な緊張状態にすらならず，医療事故が多発する恐れがあります。だからと言って，「指示命令系統（**指示命令の構図**）」の戦闘モードに近い状態を長時間継続させれば，精神の破綻を来します。適度な状態を保つことが必要です。

組織としての縦の構図

アメーバ・チームとして独立した状態です。アメーバ・リーダーがいて，その下位に副アメーバ・リーダーがいます。副アメーバ・リーダーの下にはメンバーがいて，互いに支援しながらアメーバ・チームを運営していきます。

組織としての横の構図

アメーバ・チームの横の支援体制です。主にアメーバ・リーダーを介して行われます。ほかのアメーバがどのような看護を行っているのか刺激し合って切磋琢磨することで，部署としてどのような看護をしていくかビジョンと戦略をつくっていきます。

●具体的概念図

全員が参加する

中小規模病院の看護職員配置基準は15対1，13対1，10対1などが多く，看護師が潤沢に配置されているとは言えません。教育活動などを兼務している看護師もいるでしょう。そうした看護師が看護以外の業務に従事しなければならない状況の時こそ，看護補助者や夜勤専従の看護師などもアメーバ・チームの一員として総動員して業務を遂行することが必要です。

そして，ここで最も重要なことは，個人の情報を共有し，全体の情報とすることです。それには，情報伝達の仕組みをつくり周知させることが必要です。

ともすると，看護補助者は看護チームの外に置かれていることがあります。看護補助者が持っている情報も重要であり，看護補助者をチームの一員とすることで，やる

気を出させ活用するのです。

常に小集団を形成する

京セラのアメーバ経営でいう**小集団**を意識し，1つのアメーバの人数は5〜8人とします。多くても**8人**までとしましょう。なぜなら，1人の管理者が面倒を見ることのできるのは8人までと言われており，それ以上になると**目が届かなくなる**からです。

また，人数が多くなると人間は誰かを隠れ蓑にし，自分の力を出し惜しみするものです。さらに，**人数が多くなると放任**となり，**一人ひとりを見守り成長させることができなくなります**。そうならないためにも，小集団の中で**チームや他人にぶら下がらないメンバーを育成**していくのです。すべてのメンバーが**自分の強みを意識**し，役割を持ってチームに貢献することができるようにしていきます。

アメーバ・チーム内で次世代リーダーを育成する

世代交代が必要になったり，さまざまな事情でスタッフが管理職を降りたりするため，常に次世代のリーダーを育成していく必要があります。しかし，人を束ねることは簡単ではありませんし，すぐにできるようになるものでもありません。

これまで，私は管理という仕事を簡単に任せ，何度も失敗してきました。ようやく気づいたのは，リーダーになるには練習が必要だということです。まずは，6人ぐらいの集団を束ねることから練習させます。これがアメーバ・リーダーです。そして，アメーバ・リーダーとして十分な役割を果たせるようになったら，順次副主任に起用していきます。こうすることで，自然体のままマネジメント能力を身につけさせることができます。

アメーバ・チーム内で中途採用者や新人を育成する

プリセプターを決めていても夜勤や休みで不在の時は，「誰に聞いたらよいか分からない」「みんな自分の業務に忙しくて知らんぷりをされるのがつらい」と新人はよくこぼしていました。看護師長も，性格の違いで，面倒見の良い人もいれば，優しい声かけができない人もいます。こうしたことが原因で，せっかく入職した新人が退職してしまうという残念な結果になりかねません。

生産年齢人口が減り，看護の担い手も不足することが予測される今，何とか看護師を雇用しようとあの手この手を尽くしているのにもかかわらず，現場のスタッフが新人を大事に思い居場所を確保してあげなければ，いくら雇用しても人員は一向に増えないと思うのです。だからこそ，アメーバ・チームの中で手厚くチームの一員として育成することが必要なのです。

人材育成と看護業務を同時に行って，チームの結束力を強化する

ANSを導入した当初，求めたことは人材育成でした。なぜなら，看護業務もアメーバ・チームで行うことにすると環境の変化についていけず，バーンアウトするのではないかと考えたからです。そこで，**アメーバ・チームのメンバー同士が慣れてきたころに，今度は看護業務もアメーバ・チームで行うことにしました**。このことにより，看護業務をしながら看護技術も習得させるというOJTができるようになり，仲間意識がいっそう強くなりました。

人間関係を築くためには，時間を共有することや苦楽を共にすることが必要なのだと思います。そして，《業務》《教育》《ワーク・ライフ・バランス》をアメーバ・チーム内で完結させます。「人を育て，一緒に仕事をし，人生を共に語り合う」というイメージです。

アメーバ・チーム内だけでなく部署全体でも連携する

ANSは，縦だけでなく，横のつながりも意識しています。それは，アメーバ・リーダーが互いの意見を交換する場を設け，ほかのアメーバ・チームがどんなことをしているか，どんな発想をし，どんな看護に取り組んでいるのかを知ることにより，ライバルとして競い合うことが必要だと思っているからです。

アメーバ・リーダーを通じて他部署からの刺激を受け，看護部全体として成長する

アメーバ・リーダーが一堂に顔をそろえ，アメーバ・チームの看護の状況を発表してもらう会議（ANS委員会）を開催します。一人ひとりのアメーバ・リーダーに発表してもらうことにより，発表する側は，目標を常に掲げて頑張ることができ，また発表を聞く側は，ほかの部署の状況を把握し，自分の思っているスキルや知識の状況の水準が分かり，自分の次の目標が自ずと明確になるのです。それまで不平不満の多かったアメーバ・リーダーがANS委員会に参加するようになってから，自覚が出てきたり，**他部署への不満が減り看護部全体として部分最適ではなく全体最適として見ることができるようになったりしているように思えます**。

ANSの目指すもの

●成熟した看護部にする

　当院の看護部の状況を振り返ると，順風満帆とは言い難い時があったと思います。経営状態は右肩上がりだったにもかかわらずです。なぜなら，看護部長である私はどちらかと言うと**業績を重視していたからです（表）**。そのため，スタッフにそれなりの目標を持たせ負荷をかけてきました。ですから，私の方針についてきてくれたスタッフは随分大変な思いをしたことでしょう。それでも，病院の今後を考えた時，これまでのようなトップダウンでやっていけるだろうかという疑問が常にありました。

　組織について考えると，**組織が脆弱な時はトップダウンで指示的に動かす必要があり，組織が成熟するにつれ合意形成での参画型となり，組織が十分に成熟すると見守り型の委任型になる**と言います。当院看護部は，まだトップダウンの初期的段階ですが，組織が成熟するために，今後は参画型組織への変革が必要であると考えています。

●変化に対応できる看護部にする

　これからの看護師の育成を見据えた時，生産年齢人口・医療財源の減少，感染症のグローバル的な拡大など，波乱に満ちていると思います。このような状況にあって看護を守り抜いていくには，目の前のことに一喜一憂しているわけにはいきません。常に最善の方法を模索し，戦略を立てて実行していかなければなりません。そのためには，より強固な城を築かなければならず，そのための具体的方法が必要なのです。

表　病院における看護部長タイプ（業績重視型と人間関係重視型）

	組織か・人か	スタイル	重視するもの	部下・仕事・地位
業績重視型	組織に対してのリーダーシップを重要視	・専制型 ・体制づくり ・生産性志向	・収益 ・医療事故件数 ・研究業績 ・医療監視の結果 ・上司からの評価	・部下との関係 ・指示命令 ・地位の力
人間関係重視型	周囲との人間関係を重視	・民主型 ・配慮 ・従業員志向型	・同僚からの評価 ・部下からの評価 ・医師からの評価 ・他職種からの評価 ・上司からの評価	・部下との関係 ・指示命令 ・地位の力

●応用力のある看護師を育てる

　当院には，急性期一般病棟2単位，慢性期の回復期リハビリテーション病棟，地域包括ケア病棟と4つの病棟があります。最近困っていることは，慢性期病棟にいったん配置すると，急性期一般病棟への異動を断固として拒否するスタッフがいることです。

　しかも，回復期リハビリテーション病棟などの慢性期病棟には，急変対応に自信の持てない看護師が大勢います。「頭では考えられても体がついていかない」「急変対応が怖くてできない」という看護師もいるのが現状です。これでは患者の生命を守れません。どの病棟でも通用する看護師を育成しなければならないと考えています。

●新人を部署全体で育成する風土をつくる

　当院では，新入職員をまず慢性期病床に配置し，次に内科系急性期一般病床，その次に外科系急性期一般病棟に配置するというように，段階を踏んで育成しています。ところが，急性期一般病棟に異動したところで，部署に馴染めず，「看護師になったことさえも間違いで，自分には向いていない」と言って退職を申し出る看護師が現れました。その原因は，本人の資質もあったのでしょうが，担当のプリセプターだけに任せて部署全体で育成していないことだと思いました。部署全体で責任を持って新人を育成する風土が必要だったのです。

●当事者意識を醸成する

　さらに，自分の意見は主張せず，他人の決定に対しては批判的に陰口を言い，責任を取らない他力本願の風土が気になっていました。副主任や主任もこの風土の中で人任せな状態であり，このままでは次期リーダーを育成することが難しいと感じていました。

　以上の理由から，**看護師一人ひとりが全員参画し，一人ひとりの看護師が看護の主役だという意識が持てる仕組みづくりを目指した**のです。

第5章

リッカートの
「連結ピンモデル」で
アメーバ・ナーシング・
システム（ANS）を考える

組織においては，核となるリーダーの役割が重要です。このリーダーは，組織のトップ層とスタッフを円滑につなぐ役割をします。リッカートはこれを「連結ピン」と呼んでおり，ANSでは，アメーバ・リーダーがこの役割を果たします。

組織にはキーマンが必要

ANSを開発する上で大きな影響を受けたのは「アメーバ経営」ですが，実はもう一つあります。それは，リッカートの「連結ピンモデル」です。何に影響を受けたかというと，組織の中核となるキーマンの重要性についてです。例えば，日産自動車株式会社のV字回復のプロジェクトにおいて**キーマンとなったのは，クロスファンクショナルチーム***のリーダーでした。その人物は，非役職の**次世代リーダー**だったのです。

「連結ピンモデル」とANS

●リッカートの「連結ピンモデル」

ミシガン大学社会研究所の所長レンシス・リッカート（Rensis Likert）は，リーダーシップ理論の中で提唱した重層集団型組織において，管理・監督者は組織のリーダーであると同時に上位組織の一員でもあり，上下・左右の組織をつなぐ連結ピンのような重要な役割を担っていると説いています。これが，「連結ピンモデル」です。

「連結ピンモデル」では，**組織とスタッフの橋渡しをするリーダーが最も重要**で，**電球のソケットのピンのようななくてはならない存在**だと言います。ANSにも，ぜひこの理論を取り入れたいと考えました。

トップマネジャーとスタッフは相反する価値観で対立構造にある

組織の構築には，**実際の業務を担うスタッフと運営を計画し指示する上部組織**が存在し，それらはともすると，相反する価値観を持つ対立構造にあります。そのため，両者をつなぐためには**連結ピンの役割を果たすマネジャーが必要**になると言います。看護現場においても，**トップマネジャーの考えはスタッフには理解できず，またスタッフの現場の大変さはトップマネジャーには伝わらない**という悩ましい状況がたびたび発生します。

例えば，診療報酬が改定され，**看護部長は経営の視点から**「何が何でも7対1を死守しなければなりません。そのためには，重症度，医療・看護必要度対象患者を30％以上としなければならないので，重症患者を受け入れてください」と指示を出したと

***クロスファンクショナルチーム**：複数の部門や職位から多様な経験・スキルを持つメンバーを集めて構成される部門横断的なチームのこと。

します。しかし，**"病院の経営"より"現場の業務"に追われているスタッフ**は，「これ以上重症患者が入院したら業務過剰となり危険です。こんな疲弊させるブラックな職場にはいられないので退職します」などと考えて**大量離職が発生**するかもしれません。

　このような状況では，**双方が相容れず破綻という事態を招き**，経営を重視した看護部長にとっても，看護現場の安全を重要視したスタッフにとっても，良い結果にはなりません。

連結ピンの役割を果たすマネジャー

　この状況において**マネジャーの役割**は，スタッフに「自分たちの仕事は患者の看護をすることであり，不満を言う前に患者のことを考えなければならない」ということを説明し，納得させることでしょう。一方，看護部長には「スタッフが疲弊し，このままでは大量離職になる可能性もあるので，人数を増やしてほしい」と依頼する必要があります。

　このように，**双方に調整を図り，互いに歩み寄り折り合いがつけられる状態**にするのが「連結ピン」なのです。

●ANSにおける2段階の連結ピン

　ANSの場合，連結ピンの役割を果たすのはマネジャーではなくリーダーです。マネジャーも連結ピンの役割を果たしますが，どちらかというと組織側に近い存在となるため，スタッフの生の声が看護部長まで届かないと考えるからです。

　したがって，ANSの**連結ピンは2段階**あると考えるとよいでしょう。

第1段階：看護師長と看護スタッフの橋渡しをする連結ピン⇒アメーバ・リーダー
第2段階：アメーバ・リーダーと看護部長の橋渡しをする連結ピン⇒看護師長

　ANSにおいては，アメーバ・リーダーがそれぞれスタッフの考えを収集し，看護師長との調整役を果たす連結ピンとなるのです。

リッカートの経営組織の4類型とANSの全員参加

　組織が円滑に機能するかどうかは，**スタッフ全員をいかに動機づけられる**かどうかにかかっています。そのためには，スタッフ全員が運営に参加し，**スタッフの意見が部署に十分に反映される**ことが重要です。

　リッカートは，マネジャーとスタッフの関係性の視点から，経営組織の運営方法を「独善的専制型」「温情的専制型」「相談型」「集団参加型」の4つに分類しました。ここではまず，そのシステムについて見ていきます。

●リッカートの経営組織の４類型システム

独善的専制型システム

　管理者と部下の関係は希薄であり，互いに信頼関係ができていません。管理のスタイルはトップダウンであり，**アメとムチで行われるため，恐怖と不信感により信頼関係は築かれません**。

　意思決定は管理者のみで行います。

温情型専制システム

　管理者と部下の関係は主従関係ですが，部下の意見が反映されることもあります。部下に対しては，貢献に対して報酬で評価することもありますが，**「報酬を出してあげている」**などの温情的態度が部下の警戒心をもたらすことがあります。

　運営に関する意思決定は主に管理者が行いますが，部下が意思決定できる範囲もあります。

相談型システム

　管理者と部下との信頼関係は良好です。部下の意見が反映され，部下の意欲が向上されます。総合的な意思決定は管理者が行いますが，部分的な意思決定は部下に任されています。

集団参加型システム

　管理者と部下とのコミュニケーションが良好であり，信頼関係が構築されています。部下の意見やアイデアを活用し，参加型により方針や目標が決定されます。また，**組織と個人の目標が融合し，能力開発**も行われています。**意思決定**は，**「連結ピン」**と呼ばれるリーダーを通じて行われます。

●ANSの運営に適したシステムとは

組織の成長に合わせた組織の運営方法

　脆弱な組織はスタッフの意見がまちまちで，意思決定も遅く停滞してしまいがちです。このような組織には，トップの力強いリーダーシップと意思決定が必要です。しかし，組織が成熟してくると，スタッフは自分の意見が反映されない組織に対して不満を持ちはじめます。また，管理者のみで意思決定され命令だけが下りてくるのでは，良い意見や企画を提案しても却下されかねません。すると，スタッフのモチベーションが下がり，結果として組織の衰退につながります。したがって，組織の成長に合わせて組織の運営方法を変えていくことが必要です。

　リッカートは，「集団参加型システム」がスタッフの意欲を向上させ，組織への愛社精神と生産性の向上に良い影響を与えると考えました。

　ANSでは，全員参加型であることが特徴です。**リッカートの経営組織の４類型において**，「集団参加型システム」に近い形です。これは，組織がある程度成熟し，トップダウンではなく，**スタッフの一人ひとりが専門職として主人公になって考えることができる**ようにしようとしているからです。そのことがやる気を起こし，看護を前向きにとらえることができ，一人の看護師の力が結集して働きやすい環境をつくると考えます。

集団参加型システムの３原則とANS

　前述したように，リッカートがベストと考えたのは**「集団参加型システム」**ですが，これには３つの原則があります。

●集団参加型システムによる運営のための３原則

支持的関係の原則

　育った環境や思想や考え方，価値観などが異なっていても，尊重し支え合う関係ができていることを言います。新人が先輩をリスペクトし，先輩が新人を見守るような関係です。このことにより，互いが安心できる**ラ・ポールの関係**をつくり，相互に**協力信頼関係**（支持的関係）を築くことにつながります。

集団的意思決定の原則

　全スタッフが部署の運営に参加し，全スタッフの意見が反映され，コミュニケーションが円滑に行われている状態です。意思決定はトップダウンではなく，全スタッフの合意に基づいて行われることが，協力体制と相互支援体制をつくっていきます。

高い業績目標の原則

　人間は達成する目標を決めることにより人も組織も成長するものです。常に目標を掲げ，より良い状態を目指すことが停滞や衰退を防止し進歩していくことにつながります。

●集団参加型システムの3原則とANSの関係（表）

アメーバ・チーム内の信頼関係の構築

　アメーバ・リーダーは，メンバーのこれまでの**経歴や自分の生き方，信条や価値観，看護に対する思いがチーム内で承認**されていることを実感できるようにすることが大切です。このことが，チームの信頼関係を構築することにつながります。

メンバー全員による相互支援関係の構築

　アメーバ・チームが小集団となり，それぞれのアメーバ・チーム内で看護業務や運用について意思決定が行われます。個々のアメーバ・チームで，全メンバーがそれぞれ役割を持ちチームに貢献することにより，相互支援関係とアメーバ・チームとしてのまとまりが促進されていきます。

メンバー全員が個人目標とチーム目標に挑戦

　管理者が一方的に目標を押し付けるのではなく，アメーバ・メンバーのそれぞれが自分でチャレンジできる目標を設定する仕組みをつくります。無理をせず**身の丈に合ったちょっと頑張れば達成できるような目標**を考え，アメーバ・リーダーが支持し，メンバー全員が目標達成できるように協力します。

　個々の目標のほかに，アメーバ・チームとしてチーム目標を明確にし，メンバー一丸となって取り組みます。

表　集団参加型システムの3原則とANSの関係

集団参加型システムの3原則	支持的関係の原則	→	アメーバ・メンバーは信頼関係構築	アメーバ・リーダーがすることは，アメーバ・メンバーが部署の人間関係の中で，これまでの経歴や自分の生き方に対する信条や価値観，看護に対する思いをチーム内で承認する⇒互いに安心できるラ・ポールの関係をつくり，相互に信頼関係（支持的関係）を構築する。
	集団的意思決定の原則	→	アメーバ・メンバーは全員参加型により相互支援関係構築	アメーバの小集団が重層的に階層構造をなす。看護に関する業務，運用などの意思決定はアメーバ・チームで決定する。集団参加型によりコミュニケーションが促進され，相互支援関係が形成される。
	高い業績目標の原則	→	アメーバ・メンバーが目標に挑戦	アメーバ・メンバーが自分でチャレンジできる目標を設定する仕組みを構築する。

連結ピンモデルとしてのANSの取り組み

ここで，ANSはほかの看護方式と何が異なっているのか述べたいと思います。

アメーバは看護上の家族と同じ：アメーバは看護上の家族と考えてると分かりやすいでしょう。

アメーバの構成はリーダー，副リーダー，メンバー：アメーバの中には，お母さん役であるアメーバ・リーダーがおり，お姉さん役である副アメーバ・リーダーがいます。そして，妹や弟であるメンバーがいて，さらに末っ子で甘えん坊の新人がいると考えましょう。また，チームの中には看護職だけではなく，看護補助者や介護職もいます。

　アメーバ・チームは家族なので，みんなで助け合っていかなければなりません。また，良い家族関係を保つためには，家族会議を開いてみんなの意見を聞きながら行う必要があります。

成長を支援し合う：チームは家族ですから，メンバーは互いに育成または支援しながら成長していく必要があります。また，末っ子である新人にはお姉さんのプリセプターがついており，安心して看護ができる体制にすることが必要です。

助け合いながら取り組む：1つのアメーバ・チームが協力し合って，より良い看護を提供するために一致団結し，お互い様の心で助け合いながら取り組むことが必要です。

リーダーとしてのトレーニングの場とする：アメーバ・リーダーや副アメーバ・リーダーを体験することにより，リーダーとしての資質を磨きながら，リーダーシップにおいて必要とされる困難を乗り越えることや，エッジと言われる厳しい決断を行いながら，リーダーとしてのトレーニングを積んでいくことになります。

情報を確実に伝達・周知させ，スキルを学び合う：病院の中で看護師は最も人数が多く，末端にまで情報が伝達されにくい体質があります。また，夜勤などの勤務もあるため，伝達方法に苦労するという事情もあります。こうした時にこそ，**アメーバの連絡網を活用**すると，アメーバ・リーダーに伝達したことが末端にも周知されます。

第6章

アメーバ・ナーシング・システム（ANS）の運用にあたって

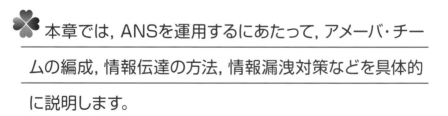本章では，ANSを運用するにあたって，アメーバ・チームの編成，情報伝達の方法，情報漏洩対策などを具体的に説明します。

アメーバ・チームを編成する（図1）
全員参加型・小集団方式で当事者意識を醸成させる

●アメーバ・リーダーの目が届く人数でチームをつくる

　看護業務を行うにあたっては，**スタッフ一人ひとりが当事者意識を持って看護に取り組む**ことが必要です。病院を構成するスタッフの中でも看護スタッフの数は最も多く，病棟スタッフを看護師長や看護主任だけでマネジメントすることは困難です。**1人がマネジメントできる人数は5～8人が限度**ですから，目が届いていないのも当然です。それ以上の人数になると，報告・連絡・相談ができなかったり事前の注意喚起が行き届かなかったりして事故が多発し，チームが崩壊してしまいます。したがって，アメーバ・リーダーが目の届く人数でチームを編成します。

●5～8人のチームを3～4チーム編成する

　隅々まで行き渡るマネジメントを行うためには，**集団を細分化**しなければなりません。チームナーシングにおけるチーム数は2～3チームですが，**ANSでは少なくても3～4チーム**とします。そして，1チームの人数が多くなれば分裂させて，**5～8人を維持**させます。

●気心の知れた関係を構築し，自立／自律を促す

　5～8人の小集団であれば，誰がどのような考えを持っているか，どのような性格

図1　チーム編成の考え方

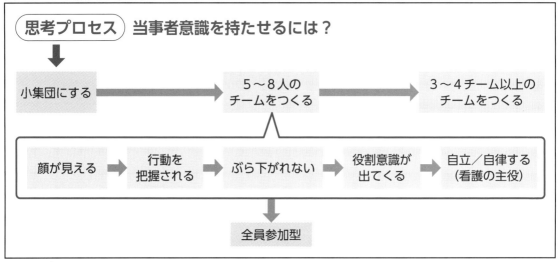

なのかが分かり合え，**気心の知れた関係を築くことができます**。これにより，**当事者意識の持てる自立／自律した集団**となります。また，誰がどのような行動をしているのか，チーム内のすべてのメンバーが知るところとなりますので，ほかのメンバーにぶら下がることは困難です。つまり，**メンバー一人ひとりが看護の主役として役割を担い，行動する**ことができるようになるということです。

●メンバーの看護実践能力が偏らないように選出する

チームのメンバーの選出は看護師長が行いますが，クリニカルラダーの順位を参考にするなど**看護実践能力が偏らないようにメンバーを決めます**。また，必ず**リーダーシップの能力の高いメンバーが各チームに1人以上いるように配置**します。この時，メンバーの性格や相性についても考慮します。

看護師長がメンバーを選出したら，看護部長または副看護部長がチームの看護実践能力が同レベルになっているかを再度確認します。

連絡網を整備する (図2)

●看護において最も重要なものは情報戦略

現在，看護において最も重要なものは，**情報戦略**と言えるでしょう。なぜなら，看護計画を立案するには**状況把握と分析**が必要だからです。

図2 情報の連絡網の整備

（思考プロセス） 情報が末端まで届くようにするには？

↓

アメーバ・チーム内に確実に伝達するための仕組みをつくる

例)

情報をランクづけして，伝達手段を決める	→	A通達：機密事項 →電話	B通達：緊急・重要事項 →個人にLINE	C通達：重要事項 →チームに一斉LINE
3つの会議を開催する	→	アメーバ・ミーティング（モーニング・ミーティング）	アメーバ・リーダー会議（ウイークリー・ミーティング）	ANS委員会

●チームで情報を共有する仕組みをつくる

　また，看護は１日で終わるものではなく，継続した看護によって成果を出さなければなりません。そのため，チームで情報を共有する仕組みをつくることが重要です。

●情報が正しく伝わる仕組みをつくる

　近年は，地震などの災害や新型コロナウイルスのような新しい感染症の出現など，私たちがかつて経験したことがない出来事にたびたび遭遇します。まるで，映画の『スター・ウォーズ』のような体験ばかりです。そして，環境の変化に適応することが最も求められる時代となりました。このような状況下で大事なことは，①**タイムリーに情報を収集すること**，②**収集した情報を分析すること**，③**情報を正しく伝達すること**です。

　しかし，看護現場のスタッフは情報を正確に収集・分析・伝達することが苦手のようです。困ったことに，情報が途切れてしまったり，誤った情報が伝わったりすることもあります。スタッフの勤務は不規則ですから，迅速かつ正確に情報を伝達するのは難しいと思いますが，「タイムリーに情報をキャッチすること」「責任を持って伝えること」は重要です。生命に直結する医療現場では，「知らなかった」では済まないことが多々ありますから，情報を収集・分析・伝達する仕組みをしっかりつくる必要があります。

●情報が確実にスピーディーに伝わる仕組みをつくる

①**リーダーがチーム内に伝達する仕組みをつくる**：まず，アメーバ・リーダーがメンバーに伝達する仕組みをつくり，末端まで周知徹底させます。

②**情報のランクを明確にする**：例えば，「Ａ通達：機密事項」「Ｂ通達：緊急・重要事項」「Ｃ通達：重要事項」というように，情報をランクづけし，分類します。

③**ランクにより伝達方法を選択する**：「Ａ通達：電話」「Ｂ通達：個人にLINE」「Ｃ通達：チームに一斉LINE」というように，ランク別に伝達方法を決めます。

　こうすることにより，情報がスピーディーに周知されます（ただし，**情報伝達方法については事前に同意を得ておくことが必要**です）。

●情報交換できる仕組みをつくる

　３つの会議で情報交換を行います。

①**アメーバ・ミーティング（モーニング・ミーティング）（毎日）**：チームの日々の会議。毎日の看護業務などについて話し合います。

②**アメーバ・リーダー会議（ウイークリー・ミーティング）（週１回）**：部署のアメー

バ・リーダーが集まる会議。部署内の情報を交換し，話し合います。

③ANS委員会（月1回）：全部署のアメーバ・リーダーが集まる会議。月ごとの**目標の達成度**について話し合います。

　以上のように，**顔の見える連携を促進**することにより，チーム内だけではなく，部署・看護部組織へとコミュニケーションの輪が広がります。

ソーシャルメディア・リテラシー教育を徹底する
情報漏洩リスクを回避するために

　ANSにおいては情報の共有化が重要ですから，スマートフォンなどを活用して効率良く情報伝達を行います。LINEなどのソーシャルメディアを活用すれば，5分程度で全スタッフに伝達事項を周知させることができるからです。

●ソーシャルメディアのリスクを知る

　ソーシャルメディアを活用すると，スピーディーに全スタッフに漏れなく情報が伝達され，聞いていなかったというスタッフがいなくなります。これにより，情報伝達ミスによる事故を予防できる半面，**守秘義務違反，情報漏洩による個人情報保護違反，名誉棄損などが生じる可能性**もあります。過去に，ある病院で，患者の電子カルテをスマートフォンで撮影後，ソーシャルメディアを通じて院内スタッフおよび院外の他者に漏洩するという事件もありました。

　便利なものを使う時は必ず，リスクがつきものだと考えなければなりません。正しく使うことが必要です。

●ソーシャルメディア・リテラシー教育は必須！

　あり得ないことですが，簡単便利に情報を伝達できるため，個人情報であることを軽視する傾向があります。本来は，看護大学や看護学校においてソーシャルメディア・リテラシーの教育を十分に受ける必要がありますが，私のように，就業してからパソコンスキルを身につけた者もおり，ソーシャルメディアのリスクについて十分に周知されていないのが実情でしょう。そのため，**院内でのソーシャルメディア・リテラシーの教育は必須**です。当院では，「ソーシャルメディア利用上の留意点」（P.147参照）をスタッフ全員に配布し，さらにこの資料を基に研修を行っています。

ANSとして「あるべき行動」を教育する

●"ANSは看護業務＋人材育成＋相互支援" であることを意識させる

　ANSは，看護業務だけでなく人材育成も行いつつ，互いに成長していくものであることを，ANSを体験することにより意識づけします。つまり，「習うより慣れろ」という考え方です。以前採用していたチームナーシングなどの看護方式に比べて仲間意識が醸成され，「看護業務がしやすい」「分からないことが聞ける」「助け合える」といったことを実感し，それらの体験を通して，ANSはうまく機能するようになるのです。

　ただし，ANSを導入する際は，無理をせずに進めていくことが重要です。一気に「看護業務と人材育成」を行うのではなく，2段階に分けます。例えば，最初の段階は細分化したチームを編成し，情報を共有する仕組みと人材育成を行い，次の段階として看護業務もチームで行っていくというようなプロセスを考えてもよいでしょう。

●ANSの「あるべき行動」とは (図3)

　ANSの全メンバーが自立／自律した行動を取り，他者に依存せず当事者意識を持つように，「あるべき行動」がとれるように啓蒙していきます。次の5つの行動を一つひとつ教えることにより，アメーバ・チーム内の個々のメンバーの役割意識が芽ばえてきます。

考える【考察】

　メンバー一人ひとりが誰かにもたれかからないで（他人のアタマを使わずに），自分のアタマで考える習慣をつけます。

図3 ● ANSの「あるべき行動」

| 考察 | 学習 | 実践 | 支援 | 応援要請 |

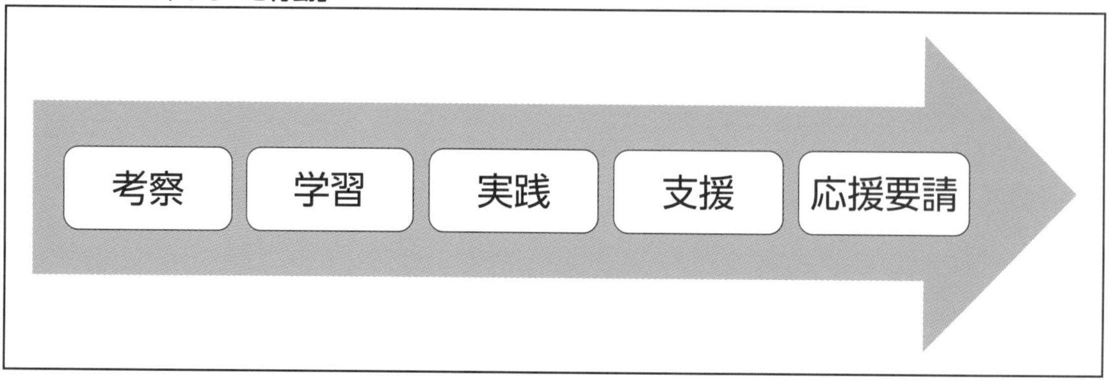

学習する【学習】

　人が進歩するためには学習が必要です。私たちが日々行っている仕事そのものが学習となります。つまり，「状況から学ぶ」ということです。それと知識が統合されれば，**独自のナレッジとして引き出しにしまわれ，必要な時に取り出す**ことができます。

実践する【実践】

　いくら自分のアタマで考えたとしても，実行に移さなければ結果を検証できません。それに，アタマで考えただけのものは時間の経過と共に流れていってしまうものです。**常に実践あるのみ**です。

支援する【支援】

　支援し合い，助け合うことが必要です。これにより，看護実践能力は向上し，医療事故の防止にもつながります。

助けを求める【応援要請】

　自分ができない時や分からない時は，**助けや応援を求める勇気**が必要です。自分の限界を知って，自分でできないことはお願いするという潔さがあると，チームの協働が円滑に推進されます。

全員で新人・中途採用者を育成する体制をつくる（図4）
育成にかかわらないスタッフをつくらない

●新人の育成に無関心な人をつくらない

　私がANSを開発した理由の一つは，新人育成の方法に疑問を持ったことです。新人ごとにプリセプターをつけてはいましたが，プリセプターにも休みや夜勤があるので，いつも新人と一緒に勤務できるわけではありません。そうすると，日によって新人の面倒を見る人が誰もいなかったり，新人の面倒を見る人が異なったりすることがありました。また，自分の仕事を重視して新人にかかわりたくないというスタッフもいました。このような状態では新人を育成できず退職させてしまう可能性もあり，スタッフ全員で新人の育成に取り組む必要があると考えました。

思考プロセス　新人をアメーバ・チーム全体で育成するには？

教えてもらった恩返しであることを意識づける

アメーバ・チーム内でのポジションを明確にする
リーダー：母
副リーダー：姉
メンバー：子どもたち（妹・弟）
新人：末っ子

新人育成に無関心

アメーバ・チーム全体で新人を育成する行動変容

●教えることは「恩返し」であることを認識させる

そもそも育成というものは，「育てよう」という気持ちがないと難しいものです。しかも，「教わる」という行為は，世代間で順繰りに行われることであるため，**「教わったのだから次は育てる」という恩返しの気持ちをアメーバ・チーム全体に認識させることが必要**です。

●アメーバ・チーム内でのポジションを明確にする

まず，**アメーバ・チーム内でのポジションを明確にする**ことが必要です。例えば，アメーバ・チームの中で，リーダーは誰？　副リーダーは誰？　プリセプターは誰？　新人は誰？　というように，**チーム内でのポジションを明確に**します。つまり，チームを家族に例えて，お母さん，お姉さん，子どもたち（妹，弟），末っ子というように，それぞれにポジションを示すと，チーム全体で新人を育てる行動につながります。

●中途採用者の力を引き出す（図5）

アメーバ・チームの潜在能力を高め，チーム力を強化する必要があります。そのためには，アメーバ・リーダーは中途採用者にも声かけし，うまくいった時は「褒める」，協力してもらった時は「感謝の気持ちを伝える」ことが大切です。また，業務においては「途中経過の確認」「ゴールの確認」をし，見守り認めていることの承認欲求を満たすことが必要です。

図5 ● 中途採用者の力の引き出し方

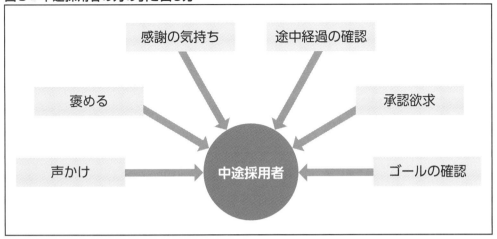

図6 ● 次世代リーダーのトレーニング

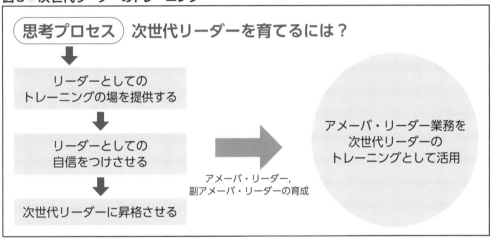

次世代リーダーにトレーニングさせる（図6）
小集団を束ねることで，マネジメントの練習をする

● 管理職に起用する前にアメーバ・リーダーとして練習させる

　団塊の世代の管理職が退職した後，次のリーダーがなかなか育たないという話を最近よく聞きます。また，「看護実践能力が高いスタッフを管理職に昇格させたけれど，うまくいかなかった」という話も聞きます。看護実践能力と管理職としての能力は異なるようです。

　初めて管理職を務めるスタッフには，トレーニングが必要と考えます。ANSなら，昇格する前にアメーバ・リーダーを経験させてみると，管理職として務まるかどうかを見極めることができます。また，本人も管理職になる前に小集団を束ねる練習をし

ているので，実際に管理職になった時に，自信を持って管理することができます。5～8人をマネジメントすることは，有効なトレーニングになるでしょう。

●アメーバ・リーダーと副アメーバ・リーダーは，看護師長が推薦し看護部長が承認する

アメーバ・リーダーと副アメーバ・リーダーは，中堅看護師の中から看護師長が推薦し，看護部長が承認します。アメーバ・リーダーは，アメーバ・チームの看護業務と人材育成においてリーダーシップを発揮し，アメーバ・チームをまとめていきます。副アメーバ・リーダーはアメーバ・リーダーの次席として，アメーバ・リーダーを補佐しながら業務を行っていきます。また，アメーバ・リーダー不在時の代行も務めます。

知識の習得もアメーバ・チーム単位で行う

新しい知識の習得については，全体集合研修だけではなく，アメーバ・チームのチーム単位での研修を行います。

●自前のeラーニング教材を作成する

市販のeラーニング教育では，自院にぴったり合う教材ではなかったり，「今は感染症対策に力を入れたい」などその時の環境が反映されにくかったりします。そこで，自前のeラーニング教育教材を作成し，いつでも使えるようにしておけば，**場所や時間を選ばずに学習**できます。

●Webを使って面談や研修を実施する

新型コロナウイルスによる感染症のリスク発生などにより，スタッフ同士も距離を取らなければならない時代となりました。しかし，研修や面談を行わないわけにはいきません。当院では，**Web会議システムを活用**しながら行っています。

新米看護師長の部署マネジメントに活用する

前述したように，団塊の世代および準団塊の世代（1950年代前半の生まれ）の退職により，どこの現場も急ピッチでマネジャーを育成しなければならない状況です。ANSであれば，スピーディーに優秀な看護師長を育成することができます。それは，**看護師長がしなければならない部署マネジメント**が，ANSには備わっているからです。

●看護師長からの指示体制を整備する

　申し送りなどの場を通じて看護師長が指示しても，一度に全員がそろうことはないため，部署の全員に指示を伝えることは困難です。たとえその場にいたとしても，馬耳東風ということはよくあることで，「自分には関係ない」という態度を取るスタッフや，一見聞いているように見えてもその場限りというスタッフもいます。また，新米の看護師長には，残念ながらいま一つ指示能力がありません。

　しかし，ANSでは，**看護師長が統括アメーバ・リーダーに指示を出すとほかのアメーバ・リーダーに伝達され，そして各アメーバ・リーダーは自分のチーム・メンバーに伝達**することにより，スピーディーに指示が行き渡り，看護師長が何度も指示する必要がなくなります。誰が誰に伝えるのかがはっきりしているので，**情報伝達においても責任が明確**になります。

●スタッフからの情報を吸い上げる体制を整備する

　新米看護師長が陥りやすいのは，**スタッフが報告しなくても容認してしまうこと**です。いちいち目くじらを立てていると，スタッフから疎んじられるではないかなどと「優しい看護師長」「物分かりの良い看護師長」を演じ，病棟で事件が勃発してしまうこともあります。

　この点について，看護師長を育成するにあたり，「看護師長の使命は人気とりではなく，患者のことを第一に考えた行動をとること」と再々説明するのですが，人に好かれたい思いを捨てきれない看護師長は，なかなか自分の行動を是正できません。しかし，ANSでは徹底した報告体制が構築されているため，情報が上がってこないということはなく，そのことによるアクシデントを減らすことができます。

●看護師長とスタッフの垣根をなくす

　スタッフは，事件が発生しても解決するのは看護師長の仕事と考え，**役職者と線引き**をすることがあります。その結果，**自分事として考えない看護師**が多く，問題を抜本的に解決することができなくなります。しかし，小集団にすることにより，**チーム内での役割を明確**にし，**看護師長と共に考える病棟へと変化**させます。

アメーバ・チームで目標にチャレンジする
チーム一丸となって目標に取り組む（表1）

　病棟の看護の質を向上させるためには，アメーバ・チームが自ら目標を決め，一つ

表1 ● ANS月間目標シートの例

部署	ANSリーダー	前月の目標	達成状況	今月の目標
3南	Aリーダー	抑制拘束を最小限にする	○・△・×	時間内に業務を終了させる
	Bリーダー	抑制拘束を最小限にする	○・△・×	電カル記入の不備をなくす
	Cリーダー	抑制拘束を最小限にする	○・△・×	電カル記入の不備をなくす
	Dリーダー	抑制拘束を最小限にする	○・△・×	電カル記入の不備をなくす
3北	Eリーダー	患者の持ち物管理の徹底	○・△・×	アメーバ・チームで受け持ちをし，情報を共有する
	Fリーダー	患者の持ち物管理の徹底	○・△・×	アメーバ・チームで受け持ちをし，情報を共有する
	Gリーダー	患者の持ち物管理の徹底	○・△・×	アメーバ・チームで受け持ちをし，情報を共有する
	Hリーダー	患者の持ち物管理の徹底	○・△・×	アメーバ・チームで受け持ちをし，情報を共有する
4南	Iリーダー	FIM評価の期限を守る	○・△・×	アメーバ・チーム内のコミュニケーションを密にとる
	Jリーダー	FIM評価の期限を守る	○・△・×	新人が夜勤業務を1人でできるようにする
	Kリーダー	FIM評価の期限を守る	○・△・×	異動やアメーバ・チームの再編に伴い，互いに支え合う体制をつくる
	Lリーダー	FIM評価の期限を守る	○・△・×	アメーバ・チーム内のコミュニケーションを密にとる
4北	Mリーダー	ANS連絡網で情報を確実に伝える	○・△・×	病棟再編に向けて学習する
	Nリーダー	ANS連絡網で情報を確実に伝える	○・△・×	病棟再編に向けて学習する
	Oリーダー	ANS連絡網で情報を確実に伝える	○・△・×	病棟再編に向けて学習する
	Pリーダー	ANS連絡網で情報を確実に伝える	○・△・×	病棟再編に向けて学習する
外来・手術室	Qリーダー	内視鏡のマニュアルを見直しする	○・△・×	内視鏡新マニュアルを完成させる
	Rリーダー	小児科のマニュアルを見直しする	○・△・×	小児のインフルエンザ接種マニュアルを見直す
	Sリーダー	検査の説明を短縮する	○・△・×	再編偏されたアメーバ・チーム内で情報共有を密にしていく
	Tリーダー	手術室のスタッフの定着を図る	○・△・×	手術室スキルが習得できるように分かりやすく教える

◆記載上の注意

目標は抽象的なものではなく，実現できる小さな目標（身の丈目標）としましょう！
アメーバ・チームで話し合って目標を考えましょう！
部署全体で同じ目標に取り組んでもよいです。
達成状況を「○⇒達成」「△⇒だいたい達成」「×⇒達成できなかった」で評価しましょう！
達成できたら次の目標にトライしましょう！

ひとつ達成しながら質を高めていくことが必要です。そこで，肩に力を入れず少し頑張れば達成できるぐらいの**身の丈に合った目標**を決め，アメーバ・チームが一丸となって取り組んでもらいます。

アメーバ・チームで目標に取り組むことは，ほかのアメーバ・チーム間との競争にもなり，それが刺激となって成長につながります（**表1**）。

手順は次のとおりです。

①チーム内の問題について考える

アメーバ・チームでミーティングを毎日行い，チーム内の問題（ケア・アクシデント，スキル，情報伝達，コミュニケーションなど）について考えます。

②問題の共有化および状況把握・要因分析を行う

チーム内の問題について，メンバーがそれぞれ考えた後，チームで問題を共有します。そして，6W2Hに沿って，いつ・誰が・どこで・何を・どのように…などのように状況を把握し，なぜそれが起こったのか要因分析を行います。

③課題を明確にする

①，②のプロセスを踏まえて，**アメーバ・チームの「あるべき姿」から課題を明確**にします。

④チャレンジする目標を決定する

チームの課題を明確にしたら，取り組むべき目標を決めます。「今月はここまで頑張る」というように，**高い目標ではなく小さな山を越えるようなイメージの目標**がよいでしょう。

⑤アクションプランを立てる

いつ，誰が，何をするのか具体的な行動を決めます。この時，メンバーが漏れなく役割を担うように，リーダーは配慮します。

⑥毎月目標を提示し評価・修正する

目標にチャレンジした成果について**評価・修正**を行い，達成できていなければ継続し，達成できていれば新たな目標にチャレンジします。

ANS委員会で全体最適という考え方を看護部全体に醸成させる

●ANS委員会は主任会に匹敵する重要な会議

　ANS委員会は師長会に次ぐ看護部の重要な会議であり，スタッフからの意見を吸い上げる場です。組織体制としては師長会の下位に位置しますが，師長会がトップダウン傾向であるのに対し，ANS委員会はあくまでもスタッフの意見を吸い上げる場と考えます。また，ANSの行動原則である「考える」「学習する」「実践する」「支援する」「助けを求める」を反映する場でもあります。

●ANS委員会の構成メンバー

　ANS委員会は月1回行います。参加者は，アメーバ・リーダー，看護師長および看護部長です。アメーバ・リーダーは主任，副主任などの役職者だけではなく，中堅看護師からも構成されます。

●ANS委員会を通した人材育成

他部署のことを知り全体最適の考え方を醸成させる

　この会議にはアメーバ・リーダーが集まります。夜勤などでリーダーが参加できない場合は，副アメーバ・リーダーがアメーバ・チームの代表として参加します。

　当院では，急性期一般病棟のスタッフが回復期リハビリテーション病棟や地域包括ケア病棟など他部署のことをほとんど知らなかったり，自部署の言い分を主張するだけで他部署のことに理解を示さなかったりすることがありました。その打開策として考えたのがANS委員会です。この会議を行うことで，他部署で起こっている問題や取り組みに関心を持ち，看護部としての全体最適という考え方が醸成されつつあります。

ほかのANSリーダーの発言から刺激を受け，自分の能力を把握し，自己の成長につなげる

　人間は刺激がないと成長しないものと考えます。井の中の蛙の状態で，部署の中だけで「自分は優れている」とどんなにうぬぼれていても，部署が変われば自分の能力が劣っていることを思い知らされることもたびたびです。成長を促すには，ほかと競わせ，自分の能力を把握させ，自分磨きにスイッチを入れることが必要だと思います。このANS委員会がその役割を担います。

茹でガエル状態の看護師をなくす

　組織には2対6対2の法則があり，**頑張っている者が2，中くらいの者が6，他人にぶら下がっている者が2**の割合でいると言います。しかし，この他人にぶら下がる者が多数いると，組織に**ことなかれ主義や現状維持でよいという風土**が蔓延し，やがて組織は衰退していきます。そして，この風土は限りなく伝染します。

　また，カエルをいきなり湯に入れると，カエルはびっくりして逃げ出しますが，水の状態から入れ徐々に温度を高くしていくと，カエルはそのことに気がつかずに茹で上がってしまうと言います。この他人にぶら下がっているスタッフたちも同様に，ぬるま湯のような環境に甘んじていると，変化に対応できないスタッフとなってしまいます。この状態を是正するためには，スタッフの行動を見える化することが必要です。そして，管理者はスタッフの能力を常にアセスメントし，常に目標を確認する，つまり目標を共有することが必要です。これらのことにより，**全員参加の意識を醸成**させます。

●ANS委員会を牽引する副看護部長

　ANSは新しい看護方式ですから，その仕組みを全スタッフに周知させるには時間が必要です。また，**始めたばかりの発展途上**でもあります。そのため，ANSを運用する中で「ここを改善したい」などの提案が出たら，より良い看護方式のために改善を行います。

　当院では，その推進役を担うのが2人の副看護部長（当院では看護部長代行）です。また，この2人の看護部長代行は，それぞれ3つの部署の統括責任者でもあります。一人は2つの急性期一般病棟と地域包括ケア病棟を，もう一人は外来，透析，回復期リハビリテーション病棟を統括しています。このように，看護師長→副看護部長→看護部長とチェック機構のレベルを上げることで網羅的に情報を収集し，合理的意思決定が行える体制を整備しています。

●ANS委員会の役割と行動

　ANS委員会を開催する前に，委員会の役割と行動について賛同を得ます。具体的内容は以下のとおりです。

①アメーバ・チーム内の育成上・業務上で**悩んだり困ったりしたことを話し合い**，改善していく場とする

②ほかのアメーバ・リーダーの発言から**自分の立ち位置を自ら発見**する場とする

③グループ・ダイナミックス＊の中で，ほかのアメーバ・チームに遅れを取るまいと

＊**グループ・ダイナミックス**：ドイツの社会心理学者クルト・レヴィンが提唱した集団力学のこと。人の行動や思考は集団から影響を受け，集団にも影響を与えるという集団特性を指す。

競い合う場とする

④アメーバ・リーダーの心構えやあるべき姿を提示し教育する場とする

⑤アメーバ・リーダーは次世代のリーダーであり，アメーバ・リーダーの中から副主任を選出する場とする

⑥重要な事項を伝達する場とする

●ANS委員会の内容 (図7, 表2)

まず，管理は時間との闘いであると考え，会議や研修会は15分を１つの単位とします。したがって，ANS委員会も15分内に完結します。会議の内容は次のとおりです。

〈看護部長から〉方針の伝達

看護部長が病院の方針や展望，看護部の向かっている方向などについて話します。

〈看護部長代行から〉ANSの仕組みについての説明 (再確認)

看護部長代行が，ANSの仕組みについて３分程度で説明します。これは，全スタッフがANSの仕組みを再確認し，同じ方法で取り組むためです。

〈看護部長代行から〉重要事項の伝達

重要連絡事項は，ANS委員会を通じて発表します。例えば，看護部の人事異動，昇格，イベントなどや看護部のルールが変更になったことなどです。これにより，ANS委員会に参加して看護部の動きなどをしっかり理解し，自チームのメンバーに伝達することが習慣化されます。これが習慣化されれば，責任を持って行動できる看護師が育成されることでしょう。

〈各アメーバ・リーダーから〉
月間目標の達成状況と次の取り組みについての発表

人間は目標を持たないと漫然と過ごしてしまいがちです。「時間があれば良い看護，満足したケアができるのに！　忙しくてできない」と言う看護師がよくいますが，では時間があったら良い看護ができるのかというと，時間があっても時間がない時と同じ看護しかできないということはありませんか。これを是正するには，**小さな目標（身の丈に合った目標）をそれぞれのチームで共有**することが大事だと考えています。

当院では，「義歯の紛失をゼロにする」「内科系の病棟であってもオペ出しが全員できるようになる」など**具体的な目標**を掲げています。そして，**次回のANS委員会で評価**し，その結果によって**次の目標**を決めます。これを続けることで看護の質は確実に上がります。

図7 ANS委員会の役割と活動

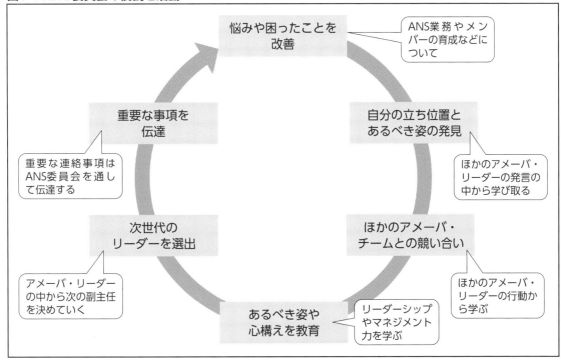

表2 ANS委員会のプログラム（一例）

1．司会挨拶（A師長）

2．看護部長から病院の方針・展望
○ANS委員会は当院の主任会に匹敵するもの
○重要な連絡事項についてはANS委員会を通じて連絡する
○ANSにおける情報の共有化
○連絡網体制の徹底

3．A看護部長代行からANSの仕組みについての説明

4．B看護部長代行より今月の連絡事項と伝達
- 身だしなみについて
- 地域連携会議報告—所属長別に担当明確化—ウェルカムな対応
- 電子カルテ—指示漏れ—指示の確認の徹底
- 内視鏡の枠
- 体重測定・尿量測定の確実な記入，記録はその場で早く記入
- ストーマ外来—A師長を中心に3S病棟で担当
- 4/1〜糖尿病指導記入の電子化
- 4/2　消防訓練の予定
- 4/1〜4/3新人オリエンテーション
- 新・義歯チェックリスト作成と活用

5．各ANSチームの目標の達成状況および次の目標について発表

卒後３年以上のスタッフも
自己研鑽に励もうと思える仕組みをつくる
スタンプラリーで研修参加を見える化する

　新人教育については力を入れるけれど，卒後３年目以上になると本人任せとなり，人材育成が停滞すると言われます。一方で，卒後３年目以上のスタッフは，目をかけてもらえていないという不満を持っているようです。その結果，「自分はこの病院しか知らないから，違う病院を経験してみたい」などと考えて離職することもあります。このような事態を防ぐために，常に意欲的に自己研鑽に励む仕組みをつくります。意欲的に自己研鑽に励んでもらうためには，自分の研修成果を可視化することが必要です。

　当院では，スタンプラリー方式を取り入れ，看護教育参加表（**写真**）に講師の確認印を押してもらい，自分の受講した研修が誰からも分かるようにしています。

　何事も習慣化するまではきっかけが必要です。ドラッグストアやスーパーでよく見かける１ポイント１円程度のサービスであっても，ポイントカードを作ってもらうと，その後も同じ店で買い物をしがちです。それと同じことです。高額なものではなくても賞品を添えて頑張ったことを褒賞するとよいでしょう。

写真 ● 看護教育参加表

第7章

アメーバ・ナーシング・システム（ANS）で期待される成果

本章では，ANS導入により期待される成果について説明します。

パンデミックにも迅速に対応できる

●危機管理は「自分事意識」の醸成が鍵

環境の変化に迅速に対応するには「自分事意識」が必要

アメーバ・メンバーに当事者意識を持たせることは容易なことではありません。なぜなら，**人間は楽な方に逃げてしまいがち**だからです。それに，自分の不利益には過剰反応するのに，他人のことだとかかわらない人もいます。

当事者意識とは，別の言い方をすると「**自分事意識**」，つまり**自分のことのように真剣に考える**ことです。近年，自然災害や新型コロナウイルスなどの想定外の危機に遭遇することが多くなり，**環境の変化に迅速に対応する能力**が求められています。そのためには，日頃よりアメーバ・メンバー一人ひとりに，**他人任せにするのではなく「自分事意識」**を持って考える習慣を身につけさせることが大切です。そして，そのような仕組みをつくる必要があります。

例えば，義歯を紛失したためチェック表を作り，「次からは注意しましょう」などと言っても，同じ失敗を繰り返すことがあります。これは，アクシデントが起こっても「自分のことではない」ととらえ，記憶に認知させていないからに違いないのです。つまり，「自分事意識」を持っていないということです。

「自分事意識」は小集団の中で育つ

「自分事意識」を持つ集団をつくるには，ANSが小集団であることを活用します。小集団の利点は，メンバーの性格や能力，行動がチームの中で見える化されていることです。**どのアメーバ・チームが担当か，そのアメーバ・リーダーは誰か，誰が担当かということを具体的にすることにより，役割と責任が明確**になります。

当院では，新型コロナウイルス感染症疑いの患者が入院することとなり，自分の身を守るためにどうしたらよいかという事態が発生した時は，見事に「自分事意識」が発揮されました。当院には感染症病棟がないので，感染症の疑いがある患者は急性期一般病棟に入院してもらうしかありませんでした。この時は，防御具も十分ではなく，しかも使い回しをしている状態で，「防御着を脱衣する前室をビニールカーテンで作る」「長靴を使用する」「ビニールカッパで露出しない工夫をする」「サンバイザーを改良してフェイスシールドを作る」など，スタッフからのさまざまな発案を積極的に試しました。まさしく，「自分事意識」が発揮されたのです。「自分事意識」を発揮させる仕組みがANSの特徴でもあるのです。

●危機を克服する新しい発想は権限委譲から

アメーバ・チームにはチーム内での決め事についての権限を委譲します。いろいろ考えた意見を出したのに何も取り上げてもらえなかったというのでは，メンバーの意欲は停滞してしまいます。メンバーに裁量権があれば，「新しいことを考えたい・試してみたい」という気持ちが生まれ，仕事が楽しくなるはずです。

この小集団であることの利点を生かし，アメーバ・チームに権限を委譲することで，看護現場で起こるさまざまな危機を新しい発想で克服することができるのです。

ANSは小集団で，気心の知れたファミリーのようなチームです。そして，一人ひとりがチームに貢献することに喜びを感じています。そのようなチームだからこそ，忌憚のないアイデアが出てくるのです。

●ITを活用した情報の伝達と共有

情報の伝達・共有を図ることにおいては，3つのポイントがあります。
①相談的情報の伝達・共有
②連絡・報告的情報の伝達・共有
③予期せぬ出来事への迅速な緊急対応

相談的情報伝達・共有：メンバーの意見・反応を吸い上げる

日常的な情報伝達・共有においては，スピードではなく情報についてのメンバーの反応・意見を確認しながら進めることが必要です。ですから，毎日のアメーバ・ミーティング（モーニング・ミーティング）や週1度のアメーバ・リーダー会議（ウイークリー・ミーティング），月1回のANS委員会など，顔の見える会議を活用しながらメンバーの意見を吸い上げ，チームをまとめていきます。

例えば，前述した義歯の紛失の問題解決において，トップダウンで解決策を提示しても，時間の経過と共にルールを守らない者が増え，なし崩しになってしまうことがあります。しかし，情報の意味を考えさせ，さらにメンバー全員に対策を考えさせることによりアメーバ・チームとして浸透し，再び同じ問題が起こらないようになります。

連絡・報告的情報の伝達・共有：5W1Hで正確に伝達の仕組みをつくる

看護業務を行うためには，情報共有が必須です。ミスが起こったらを早く報告し，報告を受けたら，その内容を分析し迅速に伝達する。これによって，小さな火事が大火とならずに済みますし，メンバーも他者のミスなどを知ることで自分のミスを予防できます。これは，報告と連絡だけの単純な仕組みです。

しかし，中には連絡や報告は自由裁量だと思っているスタッフがいます。そのため，

徹底的に必要性を認識させる必要があります。残念ながら，報告・相談・連絡が確実に行えていない場合も多くあります。前述した義歯の紛失などの場合も，いつから紛失したのか，誰の担当の時であったのか分からないということが往々にして発生します。また，情報の伝達においても，看護部長から看護師長へ，看護師長からスタッフへと情報を伝達する際に，正確に伝達されないこともたびたびです。

このようなことでは事故を防ぐことはできません。大事なことは，スピードと正確性です。そのためには，5W1H「いつ（When）・どこで（Where）・誰が（Who）・何を（What）・どのように（How）・なぜ（Why）」のフレーズを徹底的に浸透させることです。これにより，問題解決能力が高まります。

予期せぬ出来事への迅速な緊急対応：ITを活用して連絡する

地球温暖化，地震や津波，新型コロナウイルスなど，これからの時代はかつてなかったほどの危機が訪れるかもしれません。戦争や食糧危機が起こるかもしれません。先進諸国ではモノがあふれていたにもかかわらず，2020年春のコロナ禍においては，マスクも防御具もないというお粗末な状況でした。武器がなければ，私たちは使命感だけでは戦えません。まさに竹やりで戦えという太平洋戦争時と何ら変わっていなかったことには驚きです。

ここで重要なことは，情報戦略です。常時備蓄しておくことも重要ですが，人間は愚かな生き物であり，喉元過ぎればということは起こりがちです。だからこそ**失敗経験を生かすこと**，そして，そのための**情報が鍵**となります。また，**情報は絶えず塗り替わっている**ため，**情報の棚卸**をしていく必要があります。そして，情報の緊急性・重要性によって伝達方法を使い分ける方法を取ります。

▶メーリングリスト（LINEグループ）の作成

現在は大抵のスタッフがスマートフォンを所持していますので，「**看護部長から看護師長へのメーリングリスト**」「**看護師長からアメーバ・リーダーへのメーリングリスト**」「**アメーバ・リーダーからメンバーへのメーリングリスト**」を作り，個人情報を気にしなくてもよいもの（例えば研修会の開催日程，義歯の紛失に対する警告）については，**LINEの一斉送信**を活用します。約5〜10分で必要な人に全員伝達できます。

▶重要度によって送信方法を使い分ける

重要度によって，**個別のメール，電話**など**伝達ツール**を使い分けます。これにより，看護部の隅々まで連絡が行き渡るようになります。ここで注意することは，**事前にメール連絡の同意を得ておくこと**です。また，昨今は**ソーシャルメディアの不適切な使用による事件が多発**しています。簡単に使えるだけに間違いが起こりやすいとも言えます。**ソーシャルメディア・リテラシー教育**を十分に行ってから開始するのがよいでしょう。

災害などの有事の際を想定して，ANSのメンバーを中心にメールによる連絡網を整備しておきます。これにより，申し送りで話してもなかなか伝わらなかったことが，統括アメーバ・リーダーに伝えるとほかのアメーバ・リーダーへ順に伝達していき，各アメーバ・リーダーは自分のメンバーに伝達することで，**横と縦のマトリックスで完全に伝達**できるようになります。

全体最適を目指すことができる

●新人や中途採用者を円滑に育成するには

新人の育成はアメーバ・チーム全体で支援する

最近育成について思うことは，良きにつけ悪しきにつけ，他者と距離感を保つ時代となったということです。「他人に自分の時間を奪われたくない」「他人の世話を焼きたくない」「他人から被害を被りたくない」という，**別の意味での"ソーシャルディスタンス"**が蔓延しています。その結果，「怒ってでも教えてくれる先輩やおせっかいな先輩」の存在がなくなり，意地悪ではないけれど放任され，それが成長を阻む理由となっているように思えます。暗黙知の技の獲得が必要な看護師の**育成には，マンツーマンで教えられることが必要**です。

ANSでは，アメーバ・チームのメンバーがおせっかいな先輩になるイメージで行っていきます。このことにより，私たちが最も恐れる医療事故をチームのセーフティネットで防ぐことができます。

当院では，アメーバ・チーム全体で新人育成を行っていますが，特に**副アメーバ・リーダーがプリセプターになって新人教育をして，アメーバ・チーム全体で支援する**という形をつくっています。これにより，**チーム全体で育てようという機運**が高まり，**アメーバ・チームの仲間意識が向上**し，新人も大事にされていると感じるようになってきました。

●アメーバ・リーダーを次世代のリーダーとして訓練するには

小集団を束ねる訓練をしてから管理職に昇格する

アメーバ・リーダーには，次世代のリーダーとしてのトレーニングを積んでもらいます。これは，あえてそういう場を提供するということではなく，アメーバ・チームをまとめていく訓練の中で自然に身についていきます。

アメーバ・リーダーの中から副主任を選ぶ

　アメーバ・リーダーには次世代のリーダーとしてのトレーニングを積んでもらい，そのアメーバ・リーダーの中から管理職に適任だろうと思う者を次世代のリーダーとして選抜していきます。これは，選ばれる側のアメーバ・リーダーにとっても，自分がマネジャーとして向いているかどうかを試す良い機会となります。

　マネジャーに向いているかどうかは一概に言えませんが，他人に好かれたいと思う人は人を動かすことができずに責務に押しつぶされそうになることもありますので，管理職になる前に訓練することは重要です。スタッフを巻き込みながら全員参加の風土をどのようにつくっていくかを学ばせることが鍵と言えます。

アメーバ・リーダーの中から選抜することが励みになる

　管理職になるには，アメーバ・リーダーになっていなければならないことを公言しておきます。これによってアメーバ・リーダー同士を競わせることになり，刺激になって成長に拍車がかかります。

　また，看護師長になる前までに，副主任→主任→副看護師長，の３段階のステージを踏ませるようにしています。こうして少しずつ成長させることにより，ハードルを下げています。

看護師長からの指示命令系統が整備される

　看護師長が重要だと思って指示しても，スタッフにとっては馬耳東風ということはよくあります。「こういうアクシデントがあったから注意してください」と言っても柳に風です。「自分に向けられた注意ではない」と，どこか他人事と思っているスタッフが大半ではないでしょうか。自分には関係ないという態度を取るスタッフや一見聞いているようでも面従腹背型のスタッフもいるでしょう。全スタッフに指示を行き渡らせることは至難の業です。特に経験年数が少ない看護師長の場合は，いま一つ発信力が弱いのが実情です。

　ANSでは，**看護師長が統括アメーバ・リーダーに指示を出すとほかのアメーバ・リーダーに伝達し，そして各アメーバ・リーダーは自分のアメーバ・チームのメンバーに伝達することにより，スピーディーに指示が行き渡り，看護師長が複数に指示**する必要がありません。情報伝達における責任が明確化されるのです。

第8章

アメーバ・ナーシング・システム（ANS）の
キーマン

アメーバ・リーダーの育成と
情報リテラシー教育

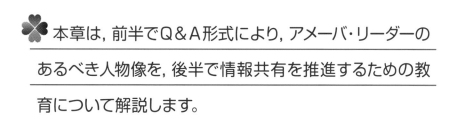

本章は，前半でQ＆A形式により，アメーバ・リーダーの

あるべき人物像を，後半で情報共有を推進するための教

育について解説します。

アメーバ・リーダーを「あるべき姿」に育てる

これまで述べてきたとおり，アメーバ・リーダーはリッカートの連結ピンモデルのように，看護師長とスタッフの橋渡しをする重要な役割を果たします。そのため，ANS導入を成功へ導くキーマンとなるのは，アメーバー・リーダーと言っても過言でありません。したがって，いかにアメーバ・リーダーを教育するかが重要です。「あるべき姿」を15項目にまとめました（**表1**）。一つずつ見ていきましょう。

1. 振る舞い

Q：アメーバ・チームをまとめるために，アメーバ・リーダーはどのように振る舞えばよいですか？

A：等身大の自分を受け入れ，メンバーを鼓舞しましょう。

周囲の目を気にすることなく**自分の強み**を生かしましょう。そして，スタッフの気持ちを理解することに努めます。具体的には，自分の立場で考えるのではなく，**相手が何を求めているか，相手の立場で考える**のです。このようにしてスタッフに寄り添いながらコミュニケーションを図り，チームをまとめていきましょう。

背伸びすることなく，**現在のあるがままの自分を受け入れ，小さな山（目標）を一つずつクリア**することが大切です。目標に向かってアメーバ・チームのメンバーを鼓舞しつつ苦楽を共にしていれば，一緒に成長していけることでしょう。

2. 仕事観

Q：アメーバ・リーダーは完璧な人でなければならないでしょうか？

A：肩に力を入れず自然体でメンバーの力を借りましょう。

アメーバ・リーダーは完璧である必要はありません。ベストではなくベターを目指しましょう。スーパーマンを目指す必要はありません。

ともすると，責任感が強く何でも自分でしなければ気が済まないタイプや人に頼めず自分で抱え込んでしまうタイプのリーダーは，ストレスがたまり，最悪の場合は退職という事態を招くことがあります。肩に力を入れず自然体でよいのです。心と身体がベストな状態となるようにコントロールしましょう。

表1 ● アメーバ・リーダーのあるべき姿15項目

1. 振る舞い
   自分の強みを生かす
   メンバーの気持ちを理解する
   ☆看護目標を少しずつ達成
    等身大の自分を受け入れ，メンバーを鼓舞しよう！

2. 仕事観
   ベストではなくベターを目指す
   心と体のベストな状態をコントロールする
   ☆スーパーマンでなくてよい
    肩に力を入れず，自然体でメンバーの力を借りよう！

3. 役割
   アメーバ・チームを統率する
   メンバーの役割を明確にし，権限委譲する
   ☆統率力とエンパワーメント
    メンバーの能力を引き出し，メンバーに任せ，メンバーを成長させよう！

4. 人の束ね方
   さまざななスタッフの動かし方を身につける
   ☆名プレーヤーではなく名監督
    真のリーダーに必要な人間力を養おう！

5. 嫌われる勇気
   好感度の高さは良いリーダーの指標ではない。全体最適の考えで行動する
   ☆人気を気にしない
    笑顔で上手に決断する勇気を持とう！

6. リーダーシップ
   アメーバ・リーダーはお母さんの役割を担う
   ☆チームを引っ張っていく気概と覚悟
    アメーバ・リーダー自身がチームという絆をつくっていこう！

7. 心構え
   自分の後ろ姿を見せる
   ☆言動や行動は見られているので注意
    チームとして団結できるように，リーダーが頑張っている姿を見せよう！

8. 理想のアメーバ・チーム
   理想のチームは簡単にはできない（少しずつ成長すること）
   ☆ローマは1日にしてならず
    焦らず少しずつ進歩しよう！

9. 反抗的メンバーへの対応
   正論ではなく感情に訴えてみる
   ☆ロジカルシンキングだけでなく，ほかの方法も試す
    やる気を引き出す訴え方を身につけよう！

10. セルフコントロール
    言ってしまってからでは遅い（即断即決は避ける）
    ☆上司に相談などして対応する
     熟慮することを習慣づけよう！

11. 失敗行動の回避
    独断での回答を避ける
    ☆橋渡し的役割に徹する
     かわす作戦で対応しよう！

12. メンバーへの傾聴
    自分がしてほしい言葉かけや態度で接する
    ☆傾聴・共感
     メンバーの立場になって考え，傾聴・共感しよう！

13. アメーバ・チームの連帯
    必要なのは個人プレーではない
    メンバーと助け合うことが重要
    ☆和を成す力・協調性
     メンバーを見守る力を身につけよう！

14. スタッフとの親近感
    初対面でウェルカムのオーラを出すスキルを身につける
    ☆第一印象が後を引く
     親しみやすさや受け入れられる力を身につけよう！

15. チーム内の人間関係の調整
    メンバーの行動に関心を持ち，気配りする
    ☆他人事ではなく当事者意識で対応
     メンバーの悩みは小さいうちに刈り取ろう！

3. 役割

Q：アメーバ・リーダーに求められる役割は何ですか？

A：メンバーの能力を引き出し，メンバーに任せ，
　メンバーを成長させましょう。

　アメーバ・リーダーの役割は，チームの牽引者としてチームを統率することですが，1人では何もできません。そのため，メンバー一人ひとりの役割を明確にし，**権限委譲**する（ある程度の裁量を持たせる）ことが必要になります。メンバー個々の能力を見極めて，**得意なところを見つけて役割分担し**，ある程度任せていきましょう。看護実践能力の高い人にありがちですが，自分でやった方がよいというリーダーがいます。しかし，それではいつまでたってもメンバーは成長せず，チームとしても弱体化してしまいます。**真のリーダーとは，人材を育成できるリーダー**です。真のリーダーになることを目指しましょう。

4. 人の束ね方

Q：いろいろな性格のメンバーを，
　束ねていくには，どうしたらよいでしょうか？

A：真のリーダーに必要な人間力を養いましょう。

　チームの中には「反抗的なメンバー」や「我関せずの無責任なメンバー」「面従腹背のメンバー」など，さまざまなメンバーがいると思います。優秀なメンバーに対して，その能力をねたみ，ともすると嫌悪感や苦手意識を持ったりして，距離を置くかもしれません。演技の世界では，**名プロデューサーや名監督**はいろいろな**キャスト**を**自由自在に起用**し，感動的な舞台に仕上げることができます。これをチャンスとして，**関係構築力とコーディネート力のアップ**を図りましょう。

5. 嫌われる勇気

Q：どうしてもメンバーの顔色を気にしてしまいますが，
　どうしたらよいでしょうか？

A：笑顔で上手に決断する勇気を持ちましょう。

　人から好かれている人が良いリーダーとは限りません。誰しも人から嫌われたいとは思っていませんが，嫌われたくないという思いがリーダーとしての判断力を鈍らせてしまうことがあります。リーダーは**意思決定の連続**でもあります。**リーダーとしての責務は何か**を考えましょう。「良い人」というだけでは適切な意思決定ができないこともあります。**時には，自分の感情を抑えて厳しい決断をすることが求められます。**例えば異動時，「異動したくない」「ほかの病棟は嫌」などと相談を受けた場合もメン

バーに対する情に流されることなく，**組織として全体最適**を考えることが必要です。

6. リーダーシップ

Q：どのようにチームを引っ張っていけばよいのでしょうか？

A：アメーバ・リーダー自身がチームという絆をつくっていきましょう。

　リーダーは孤独だとよく言われますが，実はそうではありません。アメーバ・チームを家族に例えるなら，アメーバ・リーダーはお母さんです。お母さんには，「私がチームを引っ張っていくのよ」という**気概と覚悟**が必要です。そして，チームの融和はアメーバ・リーダー自身がつくり上げていくものです。うまく**切り盛り・舵取り**してみましょう。

7. 心構え

Q：アメーバ・リーダーの心構えとは何でしょうか？

A：チームとして団結できるように，
**　　リーダーが頑張っている姿を見せましょう。**

　アメーバ・リーダーは善きにつけ悪しきにつけ，メンバーから注目されています。想像以上に，言動や行動は見られているものです。注意した言葉も感情に任せるまま発した言葉も，何げなく励ました言葉もメンバーは覚えています。**チームが前向きに良い方向に向かうかどうかは，アメーバ・リーダーの影響が大きい**と言えます。

8. 理想のアメーバ・チーム

Q：理想のアメーバ・チームをつくるにはどうしたらよいでしょうか？

A：焦らず少しずつ進歩しましょう。

　何事も簡単にはいきません。ともすると，ちょっとした失敗にくじけ，メンバーとの関係がぎくしゃくして，「自分はリーダーに向いていないんじゃないかしら？」と心が折れることもあるでしょう。最初から信頼関係を築くことはできませんし，統率する力が備わっているわけでもありません。**うまくいかないのは当たり前**なのです。また，短期間に事を成そうとすると，たとえうまくいっても途中で息切れしてしまいます。ゆっくりでいいのです。**短距離選手ではなく，マラソン選手**となりましょう。

　「目先のことにとらわれない」「いつも気を張らない」「木だけでなく森も見る」ことが大事です。

9. 反抗的メンバーへの対応

Q：自分は正論を言っているはずなのに、なぜスタッフは抵抗するのでしょうか？

A：メンバーの価値観や考え方の傾向を知り、やる気を引き出す訴え方を身につけましょう。

　会議などの場においては、ロジカルシンキングが正論かどうかを左右します。しかし、日常の場面では、たとえ**正論であっても受け入れてもらえないことが多くあります**。つまり、人間は正しいか正しくないかではなく、**好感を持てるかどうかで肯定したり拒否したりする**ということです。そのため、**メンバーの価値観は何か、何を大事と思っているのか**を気に留めておくことが必要です。また、人は「他人から**承認されたい**」「上司から**褒めてもらいたい**」「**同じ考えを持ちたい**」「**共感してほしい**」などと思っているものです。これらのことを鑑みながら、**メンバーのやる気が出るように**取り組みましょう。

　かつては、肩で風を切り颯爽と廊下を歩くナースはかっこいい存在でしたが、今やそれは時代遅れです。**誰からも気楽に声をかけられる、黒子に徹するサーバントリーダーシップ**がよいとされています。自分はどうかを振り返ってみましょう。

10. セルフコントロール

Q：喜怒哀楽が激しく、ついついスタッフに厳しい口調になってしまいます。どうしたらよいでしょうか？

A：まずは熟慮することを習慣づけましょう。

　私たちの感情が乱れる原因の大半は、人間関係にあると言ってもよいでしょう。「上司から叱責された」「メンバーから責められた」「患者の家族から苦情を言われた」など、さまざまなことが発生し、価値観や考え方の異なる私たちは、**絶えず争いの渦中に巻き込まれがちです**。そして、売り言葉に買い言葉となると、互いに消耗戦にしかなりません。たとえ争いに勝ったとしても、遺恨を残すのが関の山と言えます。

　感情に任せて「言ってしまってから」「やってしまってから」では、問題を大きくすることがあります。**まずは48時間熟慮しましょう**。そして、忘れてしまうようなことであれば放置しましょう。熟慮する時は、まず心を落ち着かせ、**相手は何を意図していたのか（Why）**、相手の立場に立って考えます。また、第三者から得られた情報であれば、必ず**根拠を確認しましょう**（裏を取る）。第三者の意図により情報が操作されていることもあるからです。その上でアメーバ・リーダーに手に負えないと判断したら、無理せず上司に相談して解決策を探しましょう。

11. 失敗行動の回避

Q：よく考えずすぐに対応して失敗してしまうことがありますが，どうしたらよいでしょうか？

A：かわす作戦で対応しましょう。

　患者や家族，医師などに問われた時，独断で回答することはリスクを負うことがあります。そのような場合はあえて即答せず，橋渡し的役割に徹し，「上司に報告します」などのように**かわす作戦**を取りましょう。

12. メンバーへの傾聴

Q：スタッフの話を聞くことが苦手で，すぐに結論を言わせてしまいます。どうしたらよいでしょうか？

A：メンバーの立場になって考え，傾聴・共感しましょう。

　相手の立場になって考え，**自分だったらどうしてほしいかを踏まえた言葉かけや態度・行動**をとることが必要です。

　相手の話を黙って聞き，相手が話をすることによって，自分で問題を解決できるように導きましょう。

13. アメーバ・チームの連帯

Q：メンバーより先に行動してしまうことがありますが，どのようにしたらよいでしょうか？

A：メンバーを見守る力を身につけましょう。

　自分が何とかしようと行動するのではなく，**メンバーと力を合わせて行動する力**，そして，メンバーのことを見守りながら一緒に頑張っていこうとする力が必要です。そして，**「私はあなたのことを見守っていますよ」というサイン**を出しましょう。このことにより，**アメーバ・チームの連帯感**が生まれます。

　看護実践能力の高い人の中には「自分の仕事は着実にこなすけれど，人のことには無頓着」「自分では貪欲に新しい知識や技術を習得するけれど，他人に教えることはなく独り占め」という傾向の人もいます。しかし，それではチームの力は強くなりません。互いに教え合い，補完することが必要です。

　ただし，協調が大切と言ってもメンバーに振り回されてはいけません。メンバーの気持ちを考えて行動することは大切ですが，**他人の意見に流されたり八方美人ともとれる行動**をとったりすれば，メンバーからそしりを受けることにもなりますので，要注意です。

14. スタッフとの親近感

**Q：新人につっけんどんな対応を
　取らないようにするにはどうしたらよいでしょうか？**

A：親しみやすさ・受け入れる力を身につけましょう。

　リーダーは，初対面の相手に対しても，**ウェルカムのオーラを出せること**が必要です。リーダーの仲間意識が強いと，新人に対して無意識に受け入れることができない行動を取ることがあります。たとえ新人がすぐに戦力にならなくても，新人を受け入れて居場所をつくってあげることが必要です。そうでなければ，新人は疎外感を持ち，自分の居場所を感じられずに去って行ってしまうでしょう。**出会ったその時から，親近感を持ってもらえるようにしましょう。**ただし，メンバーとの距離間は大事です。あまり親しくなりすぎておせっかいな人と思われないようにしましょう。

15. チーム内の人間関係の調整

**Q：チーム内の人間関係をうまく調整できていない時は，
　どうしたらよいでしょうか？**

A：メンバーの悩みは小さいうちに刈り取りましょう。

　メンバーが今，何に悩んでいるのか，何に関心を持っているのかなどを**把握しておくことが必要**です。小さな悩み事が解決できないまま退職となることもあるかもしれません。また，チーム内の安全にも気を配り，いろいろな出来事を**他人事とせず，他人の失敗から学ぶ**ことや，**多くのことを想定しながらトラブルを未然に防ぐ**ことが必要です。物事は想定して動くと，ほとんどの事故やトラブルを防ぐことが可能です。

アメーバ・チームのマネジメントの基本を学ぶ

　アメーバ・チームを束ね，一つの目標に向かい一丸となって取り組むためには，アメーバ・リーダーが最低限のマネジメントの基本を押さえておくと，円滑なチーム運営ができます。ここでは，そのマネジメントの基本について簡単に解説します（**表2**）。

1. タイムマネジメントの習得

Q：どのようにマネジメントを勉強すればよいでしょうか？

A：まずはタイムマネジメントからマスターしましょう。

　タイムマネジメントをしながら，「**自分にできること・できないこと**」「**分かっていること・分かっていないこと**」を整理し，着実に仕事を行っていきましょう。また，

表2 ● アメーバ・チームのマネジメント

> 1. **タイムマネジメント力**
> タイムマネジメント／仕事の納期を守る
> できていることとできないことを整理する
> ☆A4用紙1枚にまとめる

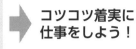 コツコツ着実に
仕事をしよう！

> 2. **メンバーの潜在能力の発掘**
> ・声をかける
> ・メンバーの前で褒める
> ・感謝の気持ちを伝える
> ・承認する
> ・次のゴールを確認する
> ・分からないことは，メンバーに助けても
>   らう

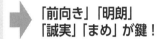 「前向き」「明朗」
「誠実」「まめ」が鍵！

仕事の納期は必ず守ります。そのためには，すべきことを**Ａ４用紙１枚**に書き出し，整理する習慣を身につけるのが有効です。

2. メンバーの潜在能力の発掘

Q：メンバーの力を引き出すにはどうしたらよいでしょうか？

A：「前向き」「明朗」「誠実」「まめ」が鍵です。
以下のような行動をしてみましょう。

①出勤したらアメーバのメンバーに必ず**声をかける**

②研修や学会発表，スキルが上達した時など，**メンバーの前で褒める**

  例）「こんなに上手になったね」「成長したね」「○○さんは本当に注射が得意よね」
    「処置の手際がいいね」

③絶えず**感謝の気持ちを伝える**

  例）「助けてくれてありがとう」「頼りになるよ，いつもありがとう」

④途中経過をしっかり**確認**する

  例）「あの件は，その後どうなった？」「苦情にどう対応している？」「看護研究は
    予定どおり進んでいる？」

⑤判断が的確だった場合は**承認する**

  例）「あの指示は的確だったね」「支援の方法は的確だったね」

⑥**次のゴール**を問いかける

  例）「次はどう計画しているの」「何かうまい作戦はある？」

⑦自分よりも優秀なメンバーがいる場合は，**頭を下げて教えを乞う（助けてもらう）**

  自分が分からないのに片意地を張るのは，結果的に無意味です。メンバーであっても謙虚になって教えてもらいましょう。

情報共有を推進するための情報リテラシー教育

　ANSでは，**情報の共有化が最も大事**です。情報の共有化は**看護ケアの継続性において必要**であり，看護チームの団結した**チーム力を高めていくためにも重要**だと考えるからです。また，ANSでは，スマートフォンなどの**IT機器を活用して，迅速に情報を伝達**しています。最近は，新型コロナウイルスの影響で3密を避けることが啓発されていますので，その点においてもIT機器を活用することは有効でしょう。

　一方，ソーシャルメディアにおいては，簡単に使用できることから**個人情報が漏洩するなどの問題**も数多く発生しています。そこで，ANSを導入するにあたっては，**ソーシャルメディア教育を行うことが必須**と考えます。本項では，その必要性と具体策を解説します。

1. 看護を取り巻く情報環境の変化

　まず，看護を取り巻く情報環境がどう変化しているかを佐藤式問題意識チェックシート（**資料1**）で整理してみます。

1）何か変？⇒直感的に何が変わったのか

→個人が会話を通じて交わらない時代

　最近，みんな電車の中でスマホを見ているけど，何かしているのかしら？　みんないろんな情報を知っているのは，そのせいかしら？

　休憩中でもずっとスマホを見ているから，スタッフ同士があんまり話さなくなったよね。

2）環境の変化

【ミクロ環境の変化】

　患者が治療内容について，医療者と同程度の情報をインターネットで検索できることにより，自分や近親者の受けた医療について比較できるようになった。また，ソーシャルメディアを通じて発信することもできるようになった。

　時として患者は，看護師よりも医療についての詳しい情報を持つことができるようになった。

資料1 ● 佐藤式問題意識チェックシート応用編

なぜ情報のトラブルが起こっているのか？

1) 何か変？⇒直感的に何が変わったのか
休憩中でもそれぞれがゲームやスマホに夢中でスタッフ同士があんまり話さなくなったよね。

2)-1 環境の変化（ミクロ環境の変化）
○患者や家族がインターネットで検索することにより、医療情報に詳しくなった。
○ソーシャルメディアを通じて匿名で発信することができるようになった。
○病院の治療などの比較ができるようになった。

2)-2 環境の変化（マクロ環境の変化）

	機会	脅威
P	消費税、地域包括ケアシステム	供給過剰、医療財源の減少
E	キャッシュレス、貨幣以外の交換	情報力が経済を握る
S	WLB、ネット社会	格差社会、生産年齢人口の減少
T	AIによる省力化 ICT 特定医行為	ネット情報氾濫リスク AIにより単純労働の減少 GPSによる位置情報漏洩

3) 起こっている現象⇒どういう問題が現実に起こっているか？
○職場の主観的な情報をネットで拡散しているスタッフがいる。
○不用意な言動が他者に誤解されることがある。
○患者情報が確実に伝達・共有されず、医療事故発生のリスクになっている。

4) 要因
○ヒト⇒ネット拡散の危険性を意識していない
○環境⇒書き込みが大勢に拡散し消えない状況となっている
○仕組み⇒情報リスクについて教育する仕組みがない

5) あるべき姿
情報環境が変化しても、変化に対応しリスクを回避できている状態

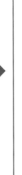

6) なすべきこと【課題】
情報についての教育を行うことにより、情報リスクを回避する仕組みをつくる

【マクロ環境の変化】

（1）PEST分析

　PEST分析とは，自組織を取り巻く外部環境をマクロに分析する方法です。次に挙げる観点の頭文字を取って「PEST」と言います。

・Politics（政治・法律的な要因）

・Economy（経済的な要因）

・Society（社会・文化・ライフスタイル的な要因）

・Technology（技術的な要因）

> 〈Point〉漠然と分析するのではなく，「**自組織のチャンスとしての機会**」と「**備えなければならない脅威**」という視点から分析してみましょう。

（2）PEST分析の実際

①**政治はどのように変わっているのか？**

▶**機会**

・どこまで上がるのか分からない消費税

　生産年齢人口の減少などさまざまな要因から財政困難となり，消費税がアップしつつあります。

・地域包括ケアシステムと地域医療構想

　二次医療圏を中心に，医療・介護・福祉の連携による相互支援体制の仕組みの構築と効率の良い医療を目指して，地域の機能分化が進んでいます。

▶**脅威**

・供給過剰〜モノづくりは幸せの源でなくなった

　資本主義は変わってきました。**パナソニック株式会社の創業者である松下幸之助**が，「**水道の蛇口をひねると水が出るように，安価で良質な電気製品を提供したい**」と言ったように，かつて**モノづくりは幸せの源泉**だったと思います。そして，モノを作れば売れる時代でした。しかし，中国などの人件費の安い国から安価な製品が大量に輸入され，**需要より供給が上回る過剰生産時代**となり，競争が激化しています※。

・医療財源の減少

　医療財源が乏しくなり，公立病院の再編・統合が進んでいます。また，病院の倒産や巨大グループによる買収なども行われています。

※近代経済学者であるアダム・スミスは，『国富論』の中で「神の見えざる手（市場という神の見えざる手に任せておけばよい＝人間は合理的な意思決定をするから，利益追求は結果的に人々を豊かにする）」と説きましたが，どうも現代では対応できなくなったようです。

②経済はどのように変わっているのか？

▶機会

・貨幣に置き換わるものの登場

　私たちは商品を購入する時，インターネットで検索して格安なものを選択できるようになりました。消費者にとっては良い時代とも言えます。また，**紙幣や硬貨に代わる仮想通貨**，貨幣の役割を担う**電子マネー**など，経済価値が変化しています。医療資源の再分配が必要になっている今，これはビジネスチャンスでもあります。

▶脅威

・情報を制覇するものがすべてを制する

　現在世界の市場を席巻している4つの企業（Google，Amazon，Facebook，Apple）の頭文字をとり，「GAFA」と呼ぶそうです。情報を制覇するものが強者ということでしょう。これらの企業には，次のような特徴があります。

ⅰ　誰の手も借りずに**他者を結び付けニーズを供給する**。

ⅱ　市場の原理において**他者に競わせる**が，自らは競争を回避できる（消耗しない）。

ⅲ　ソーシャルネットの管理者として**情報を操作する**ことができる。

　これらの企業は情報を把握しやすく，戦略に長けていると言えます。ただ，インターネット上の競争により消費者は安く手に入れられますが，企業は価格競争で消耗し，その結果社員の給与は上がらないということもあり，すべてよしとは限りません。

・治癒率が高いけれど高額な薬剤の登場

　オプチーボなどの難治性の疾患に対する薬剤が登場していますが，高額である点が問題となっています。

③社会はどう変わっているのか？

▶機会

・検索エンジンの充実

　分からないことは書物で調べるという時代から，**インターネット**で**検索**して調べるという時代になりました。

・ワーク・ライフ・バランス（WLB）

　ワーカホリックのように仕事中心の生き方から，生活も楽しもうという考え方が出ています。

▶脅威

・インターネット上の他者からの情報攻撃

　インターネット上で誰か分からない人間から攻撃されたり，ソーシャルメディアサイトの管理者が情報を操作したりするなど，情報が錯綜しています。

・格差社会の拡大

　かつては一億総中流と言われた日本ですが，フランスの経済学者トマ・ピケティが

言うように，持っている者はさらに富み，持たざる者はさらに貧する時代となりました。正規雇用と非正規雇用の不公平感についても言われています。在宅診療に同伴すると，特に独居老人の場合は貧困層と富裕層の2極化が進んでいることが明確に分かります。

・高齢化と生産年齢人口の減少

日本は，高齢化が進む一方，人口は次第に減少し，働く人口は減少しています。これを解決する手段の一つが移民の受け入れです。

・グローバル化

交通の便が良くなって世界中の交流が活発化し，感染症も世界的流行となっています。コスト重視のサプライチェーンのグローバル化により，マスクなどの医療用消耗品一つとっても，資材の調達から縫製まで海外で行われるようになりました。その結果，コストのデッドストックは回避できても，輸入が止まった時には在庫が品薄となり，災害時や感染症パンデミック時における調達が問題となっています。

④技術はどう変わっているのか？

▶機会

・AIによる省力化および代替機能

AIは医療に幅広く活用が広がっています。**介護ロボットの導入は人員不足を解消**すると言れています。具体的には，ボタンを押してエレベーターに乗ったり，荷物を持ち上げて運んだりと，人と同じような作業ができると言います。

・ICT

遠隔診断など，病院に行かなくても診断や治療を受けることができるようになりつつあります。新型コロナウイルス感染症の拡大により，接触回避から通院をせずにすむ方法としてさらに進みそうです。

・特定医行為

看護師の裁量権の拡大と医師の負担軽減を目的とした**特定医行為**の制定は，研修を受けた看護師であれば医行為ができるというものです。

▶脅威

・AIによる単純労働の減少

ルーチン業務はAIに置き換わり，なくなる仕事も出てきそうです。

・情報技術の進化とリスク

GPSによって**位置情報の漏洩**や，**ソーシャルメディアサイトの情報操作の危険性**が倫理上の問題となっています。

以上，**PEST分析**の視点で見てきましたが，実際にどのような困り事が出てきているのでしょうか。

3）起こっている現象⇒現実にどのような問題が起こっているのか？

①職場の情報をインターネットで拡散しているスタッフがいる。

②不用意な言動が他者に誤解されることがある。

③患者情報が確実に伝達・共有されず，医療事故発生のリスクになっている。

　このように，私たちを取り巻くインターネットを含めた情報環境が変化しているにもかかわらず，それに気づかず情報にリスクがあることを意識しない対応が問題を招いているようです。では，あるべき姿はなんでしょう？

4）起こっている要因

▶ヒトの問題

①情報の価値や重要性を認識していない。

②情報は自分だけのものと錯覚している。

③自分が得た情報を伝達する必要性を認識していない。

④情報がソーシャルメディアを使って拡散される危険性を意識していない

▶環境の問題

①インターネットを使って個人情報を発信できる。

②インターネットへの書き込みが大勢に拡散する。

③インターネットへの一人の書き込みが社会の代表者の意見（考え）のようにとらえられる。

④インターネットへの書き込みについて，サイト管理者は内容の信憑性については責任を持たない。

⑤情報を提供すれば，自分の欲しい情報が得られるウェブサイトもある。

⑥インターネットを活用すれば，情報交換ができる。

▶仕組みの問題

①スタッフ全員に漏れなく情報を伝達する仕組みがない。

②スタッフ全員に早く情報を伝達する仕組みがない。

③スタッフ全員に正しく情報を伝達する仕組みがない。

④情報リスクについて教育する仕組みがない。

5）あるべき姿⇒看護管理者が目指すもの

　あるべき姿は，「情報環境が変化しても，変化に対応しリスクを回避できている状態」です。ではなぜ問題が起こっているのかその要因をヒトの問題，環境の問題，仕組みの問題の3つの視点から見てみましょう。

6）なすべきこと（課題）
⇒今，実際に取り組まなければならないことは何か？

　情報リテラシー教育を行うことにより，情報を扱うことに関するリスクを回避する仕組みをつくることが必要です。

▶**私の情報マネジメントの定義**

　ここで，**私たちの情報戦略**とは何かを考えてみると，**情報マネジメントにおいて重要なことは情報の共有化**であると思います。

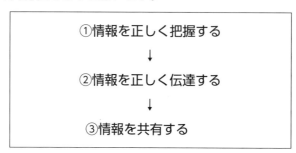

　私たちは**情報伝達**においてさまざまな**ミス**を起こし，同僚や患者・家族に勘違いさせたり，信頼関係を損ねたりしていることに気づきます。つまり，私たちにとっての情報マネジメントとは，**物事を正しく把握し，判断して，伝達し，共有すること**なのです。

　ここで，情報リスクを回避する方法を考え出すための**SWOT分析による環境分析**をしてみます。

2. SWOT分析による環境分析

①内部環境を現在軸から有限である資源（ヒト・モノ・カネ・情報・時間）を強み・弱みで分析する。

②外部環境をPEST分析と競合の視点から分析する。

　以下は，当院の例です。

内部環境

【強み】

①**ヒト**：看護師の入職が増えている

②**モノ**：病院の建物が新しい

③**カネ**：収益は前年度を上回っている

④**情報・システム**：小集団，全員参加型のANSを採用している

⑤**時間**：研修・会議は**15分ルール***で短時間に効果的に行っている

***15分間ルール**：時間を有効に活用するため，研修や会議などの時間を見直し15分間で完結するようにします。これによりダラダラと時間を使用することなく，集中することができます。15分以上になったらそこでいったん中止し，必要であれば再度企画します。

【弱み】

①ヒト：定年間近の管理者がいる。時間外での研修を嫌がる

②モノ：物品の管理・整理ができていない

③カネ：病院のメンテナンスにコストがかかる

④情報・システム：情報が確実に伝達・共有されていない

⑤時間：管理者の超過勤務が多い。職員の駐車場が病院から遠い

外部環境（PEST分析と競合の動きから）

【機会】

①政治：新自由主義時代の新たな幕開け

②経済：キャッシュレス，貨幣以外の交換（ビットコイン）

③社会：ワーク・ライフ・バランス（WLB），働き方改革

④技術：インターネットによる情報探索・通信が可能／AIによる省人化が人手不足に
貢献

【脅威】

①政治：グローバルでは自国の利益追求傾向

②経済：情報力が経済を握る

③社会：格差社会，貧困問題，生産年齢人口減少

④技術：ソーシャルメディアによる情報氾濫リスク／AIにより単純労働の減少

3. クロスSWOT分析で考える戦略

　強みであるANSの情報網を活用して**情報時代対応の情報マネジメント**を構築しましょう。

【方策（BSC的に思考）】

人材育成と変革の視点ができれば，業務プロセスの視点ができ

↓

業務プロセスの視点ができれば，内部顧客の視点ができ

↓

内部顧客の視点ができれば，外部顧客の視点ができ

↓

外部顧客の視点ができれば，財務の視点ができるというようにストーリーを描き
展開します。

1）戦略の可視化＝ストーリーを組み立てる⇒戦略マップ

「情報の正しい把握・伝達・共有ができるように育成する」ことにより

↓

「ANSによる全員参加型の特徴を生かし，的確に情報を伝達・共有する仕組みを構築する」──この仕組みができれば，「情報が周知されることにより，スタッフの信頼関係が密になる」

↓

スタッフの意欲が向上することにより，「患者の情報が共有され，リスクを防止し患者から信頼を獲得する」

↓

そして，「患者の情報の周知徹底により，患者から評判が得られ患者数が増える」ことにより，収益も向上します。

2）戦略目標

> **財務の視点**：患者の情報を周知徹底することにより，良い病院のイメージをつくり，患者を増やす
>
> **外部顧客の視点**：患者の情報を共有することにより，リスクを防止し，患者からの信頼を獲得する
>
> **内部顧客の視点**：情報を周知することにより，スタッフの信頼関係を構築する
>
> **業務プロセスの視点**：ANSを導入するより，的確に情報を伝達・共有する仕組みを構築する
>
> **人材育成と変革の視点**：情報の正しい把握・伝達・共有ができるように育成する

3）アクションプラン

（1）業務プロセスの視点

「ANSにより，的確に情報を把握し伝達・共有する仕組みを構築する」

①伝達ルートを決める

> 看護師長→アメーバ・リーダー→副アメーバ・リーダー→各メンバー→最後のメンバーがアメーバ・リーダーに戻す→看護師長に戻し，伝達内容をチェックする。

②伝達方法を決める

ⅰ LINE（一斉送信）

　個人情報に関係ない用件は，LINEを一斉送信する。イベントや研修会の告知などに活用する。

ⅱ LINE（各個人に送信）

　届いたかどうかを確認したい内容は，個人宛のLINEを活用する。アクシデント事故の発生など注意を喚起するような時は，個人名を伏せて活用する。

ⅲ 電話

　個人情報や重要な用件は，電話をする。また，LINE送信した用件が伝わっているか確認する時にも活用する。

ⅳ アメーバ・ノート

　毎日の看護ケアの情報などをアメーバ・ノートに記載し，このノートを活用しながら毎日アメーバ・チーム・ミーティングを行う。

ⅴ ANS委員会

　アメーバ・リーダーが一堂に集まる。ここでは，アメーバ・チーム各々がどのようなケアを行っているかを発表する。人事に関すること，医師との取り決め事項などを発表し，アメーバ・リーダーは自分のチームのメンバーに伝達する。

（2）人材育成と変革の視点⇒「情報の正しい伝達・共有ができるように育成する」

①情報の正しい把握・伝達・共有ができるよう学習させる

ⅰ 報告が分かりづらいと言われるのはなぜか？

　起こったことを時系列に長々と話すからである。

ⅱ 状況の把握はどうするか（医療的な説明は5WHRで徹底）

> When （いつ）→早朝
>
> Where （どこで）→廊下で
>
> Who （誰が）→〜さんが
>
> What （何を）→転倒した
>
> Why （なぜ）→トイレに行こうとして急いで
>
> How （どのように）→尻もちをついた状態で
>
> Risk （被害）→額を3針縫合する傷を負った

ⅲ どう報告すればよいのか（要約の方法⇒TPREPを活用）

> T （テーマ）：何が起こったのかをかいつまんで伝える
>
> 「申し訳ありません。医療事故が発生しました」
>
> P （ポイント）：その結論を言う
>
> 「○号室の○○さんが早朝に廊下で転倒しました」
>
> R （理由）：その理由を言う
>
> 「トイレに行こうとして自分で歩いたようです」

> E （具体例）：被害状況などを具体的に言う
>
> 「主治医に報告し，額を3針縫合しました」
>
> P （ポイント）：結論を再度強調する
>
> 「今後の転倒事故予防について対策を考えています」

②ソーシャルメディアの知識とリスクを熟知させる

ⅰ メディアリテラシーを習得させる

　メディアリテラシーとは，「読み取る」「活用する」「読み手と適切にコミュニケーションできる」能力

ⅱ ソーシャルメディアのリスクを理解させる

　個人名が書かれていなくても，プロフィールや発言内容から個人が特定され，トラブルに巻き込まれる可能性があることを学習させる。

4. 当院におけるソーシャルメディア教育の実際

　ここでは，当院が実施したソーシャルメディア教育を紹介します。

　ソーシャルメディア教育が必要な理由は，第一に，ANSでは**情報共有**のために，**LINEなどのソーシャルメディアを活用**するからです。これは大変便利なツールで，アメーバ・チーム内に一斉送信すれば5分程度で全員に情報を伝達することができます。しかし，一方では，**情報漏洩のリスク**を常に抱えています。実際，電子カルテの内容がソーシャルメディアによって漏洩する事件が後を絶ちません。

　第二の理由は，**ソーシャルメディアに誹謗中傷ともとれる書き込み**があり，個人や組織に対して客観的な証拠がないまま中傷することは法律的にも罰せられる可能性があると考えたからです。

　この2つの理由の共通点は，操作が簡単であるため，法律的に罰せられるまで，書き込みをした本人は誤った行為であることに気づかないことです。しかし，いったんこうした情報が公開されれば，個人のみならず，組織も社会的制裁を受けることになります。

　そこで当院では，ANS委員会を活用し，まず**アメーバ・リーダーに啓蒙**することにしました。そして，アメーバ・リーダーが自分の**アメーバ・チームのメンバーに伝達**することで，全員の啓蒙に取り組みました。さらに，入職者には**入職時オリエンテーション**の際「**ソーシャルメディア利用上の留意点**」（**資料2**）を配布し，注意を喚起しています。

　こうした教育（**表3**）により，ソーシャルメディアによる電子カルテの漏洩は生じていません。また，ソーシャルメディアへの悪質な書き込みもほとんどなくなりました。

　ソーシャルメディア利用にあたり，重大な問題事例が発生しています。以下の事項に十分に注意して活用ください。

１．「ソーシャルメディア」とは

　ブログ，ソーシャルネットワーキングサービス，動画共有サイトなど，利用者が情報を発信し形成しているメディアを言う。利用者同士のつながりを促進する仕掛けや互いの関係を視覚的に把握できるのが特徴。

２．ソーシャルメディアの特徴

- 手軽なため熟考することなく発信してしまう。
- いったん発信すると，インターネットやその他の情報通信ネットワークを通じて急速に拡散してしまい，削除しても第三者によって保存されていると半永久的に拡散される。
- 特定のサイトであっても閲覧者が内容を転載し，第三者の引用により拡散される。
- 発言の一部分が切り取られることにより，本人の意図しない形で伝播される。
- 匿名での発信や，氏名または所属を明らかにせずに行う発信であっても，過去の発信などから発信者または所属する組織を特定される恐れがある。
- 知人同士でメッセージを交換する場合には，軽率に不適切な内容を発信したり，他者の発信内容の真偽を確認せずに拡散させることがある。

３．ソーシャルメディアの私的利用にあたっての留意点

- 法令（著作権法など）・守秘義務，信用失墜行為の禁止や違反する発信を行わない。
- 他人や組織を誹謗中傷する内容や他人に不快または嫌悪の念を起こさせるような発信，公序良俗に反する内容，他人の権利利益を侵害する恐れがある内容，社会規範に反する発信（差別的発言など）を行わない。
- 勤務時間中，所属組織の端末で発信は行わない。
- 所属，氏名で発信する場合は，所属組織の見解であるかのように誤解され，一人歩きする恐れがあることに注意する。
- ソーシャルメディアの規約，仕組み，設定などを事前に十分に確認しておく。
- ソーシャルメディアの特性を踏まえ，発信しようとする場合には，その内容を事前に改めて確認する。
- 思想信条や宗教など，衝突を招きやすい事柄を話題とすることは避ける。
- 他人の個人情報，肖像，プライバシーなどにかかわる内容の発信は，関係者の同意を取る。
- 事実に反する情報や単なる噂の拡散への加担は慎む。
- 事実であるかどうかの裏づけのない情報や不確かな内容の発信を慎む。

４．事後対応

- 誹謗中傷，不当な批判その他不快または嫌悪の念を起こさせる発信を受けた場合であっても，感情的にならないようにソーシャルメディア上で返答そのものを控える。
- 事実に反する発信，他人に不快または嫌悪の念を起こさせる発信や不適切な発信を行った場合には，発信を削除するに留まることなく，訂正やお詫びを行うなど誠実な対応を心掛け，事案に応じて上司などに相談する。
- 自己または他人のプライバシーに関する情報を公開してしまわないよう，ソーシャルメディアの設定を十分に確認する。
- 面識のない者からソーシャルメディア上の交流（「友達」関係の形成など）の申し出を受けた場合には，安易に受諾しない。
- アカウントが乗っ取られないよう，ログイン・パスワードの管理を適切に行う。
- 発言，画像などに位置情報を自動的に付与する機能サービスがあるため，当該位置情報を他人に知られることに注意する。
- 通信端末，パソコンなどのウイルス対策を怠らない。特にスマートフォンでは，アプリケーションを装ったウイルスに注意する。
- ソーシャルボタン（「いいね」ボタンなど）については，これを押下することにより意図せぬ発信を行ってしまう場合があるため，その挙動などに注意する。
- ソーシャルメディアのアプリケーションの中には，自動的に発信する機能があるものがあるので注意する。

表3 ● 当院におけるソーシャルメディア教育

6W	具体的内容
1．When（いつ？）	ANS委員会の時，半年に１回定期的に実施
2．Who（誰が？）	看護部長または看護師長が説明し，啓蒙
3．Where（どこで？）	会議室
4．Whom（誰に？）	アメーバ・リーダー
5．What（何を？）	ソーシャルメディア教育（資料を全スタッフに配布）
6．Why（なぜするか？）	①電子カルテなどがソーシャルメディア経由で漏洩しないため ②ソーシャルメディアへの中傷的な書き込みが法的に罰せられる可能性があることを周知させるため
7．その他：情報の伝達経路	①アメーバ・チームのアメーバ連絡網を活用し，全スタッフに伝達 ②入職時オリエンテーションの際，看護師長が資料を配布し，説明

第 9 章

アメーバ・ナーシング・システム (ANS) の導入プロセス

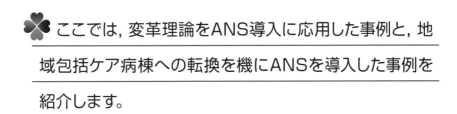

ここでは，変革理論をANS導入に応用した事例と，地域包括ケア病棟への転換を機にANSを導入した事例を紹介します。

事例1 ANS導入に変革理論を応用する

●他力本願の風土から主体性のある風土へ変えるには？

　ANSを導入する前の当院のスタッフの関心事は，残念ながら，給与や休みなどであり，これはハーズバーグの言う**衛生要因**でした。また，他人の噂話と悪口が絶えず，全くチームワークが感じられない状況でした。その原因は，**組織と人の関係**にあると考えました。

①人は他人の指示や命令では動かない

　人は基本的に**人から指示される**ことが嫌いです。たとえ正論であっても，従うことは屈辱でしかなく，他人が決めたことについては攻撃的になりがちです。

②人は自分が役に立ちたいと思っている

　一方，人は集団の中で生きており，その中で何らかの役割を担い，役割を演じながら生きています。したがって，チーム内で自分の役割を果たそうとします。また，チームに貢献できることは喜びにつながります。

③人は組織の歯車でいることを嫌う

　組織とは，**集団を束ねることにおいて自然発生**したものです。そして，組織ができれば，命令する者と命令される者という主従関係が生まれ，「従」となった人は，組織の歯車の一つとして働くことになります。しかし，人はそもそも自由を好むため，組織に対する対立関係が生じます。

　したがって，管理者からの命令には，表面的には従うふりをしても本心では従わない**面従腹背**となり，問題が発生しても，「それは管理者の考えること」と**他人任せの風土が発生**することになります。

＊　　＊　　＊

　以上より，当事者意識のある主体的な風土に変えるためには，いかに**やらされ感を排除**し，現場に**やる気を持たせ**，**チームの連帯感を創出**していくかが重要です。

　そこで，変革理論（コッターの8段階モデル）を活用します。

●ANS導入は一種の変革である

変革とは

　ここで，変革について考えてみましょう。**変革とは，これまでとは違う考え方と方法で新しいものをつくり出す**ことを言います。簡単に言うならば，**現在の状態からより良い状態に移行させる**ことです。

ANSの導入は変革そのもの

私たちを取り巻く医療界は日々変化しています。そのため，かつてはベストだとされていた欧米輸入の看護方式が，必ずしもベストではなくなりました。つまり，時が経過するうちに劣化し金属疲労を起こしてきているのです。

また，病院の規模や特徴はそれぞれ違うのですから，良いとされる看護方式が必ずしもその病院にとって最適なものとは限りません。病院がそれぞれの背景や特徴に合った看護方式を導入すればよいのではないかと考えます。

このように見てくると，ANSを導入することは新しいものをつくり出すことであり，看護方式を変えることは一種の変革と言えるでしょう。変革理論を踏まえた上で看護方式を変えれば，より円滑に進むと考えます。

●対症療法ではなく抜本的に見直す
―ANSの導入は変革もどきではないか

私たちは問題が発生した時，ともすると**抜本的な見直しを図るよりも，問題を解決することばかりに意識が向きがち**です。例えば，「新人が大量に離職した」という時，とりあえず「プリセプターをつけよう」など，目先の対症療法だけでよしとしてしまいます。しかし，そもそも大量離職の原因何であったのかという原点に立ち返らなければ，ひとまず新人の離職は収まったけれどプリセプターが負担を感じて離職しはじめたなど，**モグラたたきのように問題が次々と出てくる状態**になってしまいます。

●アンラーニング*1の考え方を導入する

アンラーニングとは

抜本的な見直しを図る時，私たちが今まで「これで大丈夫」と思っていた**知識や慣習などをいったん捨て去る**ことが必要になります。このことをアンラーニングと言います。

組織ルーチンとしての看護方式の排除

その場合，**組織ルーチン**という業務遂行上の具体的作業，手続き，慣習を含む**組織特有の文化として支えられていたものも捨てる**ことが必要になります。

看護方式においては，現在活用しているプライマリーナーシングやチームナーシン

---

*1　**アンラーニング**：問題が発生した時，起こっている現象を解決するという対症療法ではなく，人や組織がこれまでよしとしていた知識や慣習や概念をいったん捨て去り，問題の本質に戻り，抜本的な見直しをすること。問題の本質をとらえていなければ，いったん解決したと思った問題が再燃することがある。つまり，ほころびをいくら繕っても，次から次へとほころびが発生するという状態が起こる。

グなど，慣れ親しんできた看護方式であっても，本当にこの看護方式でよいのかと吟味する必要があります。慣れ親しんできた看護方式を変更することは大変なエネルギーが必要ですから，自組織に合うように少しだけ変えてやり過ごしがちですが，それでは問題を抜本的に解決することはできません。

●ANS導入は改善か変革かを確認する

学習する組織の2つの考え方

　私たちが所属する看護部という組織は，環境の変化に翻弄されそうになりながらも，状況から学び，学習することで継続できています。

　ここで，組織学習のパラダイムシフト*2として，2つの考え方を押さえておきましょう（図1）。

①シングルループ学習：改善

　既に備えている考え方や行動の枠組みに従って問題解決を図っていくことです。物事の本質に迫るのではなく，起こっている現象をとらえて解決する方法を考えることになります。

　例えば，採用しているチームナーシングの問題がリーダーに負担をかけ離職という問題を発生させているのなら，リーダーの育成の方法を考えるなど，一部を改善する方法を取るという具合です。

図1　シングルループ学習とダブルループ学習

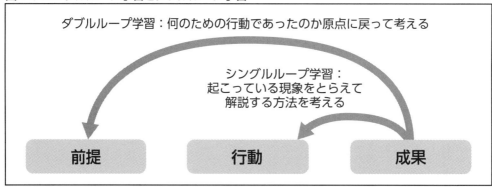

---

*2　**組織学習のパラダイムシフト**：シングルループ学習とダブルループ学習がある。
　シングルループ学習：改善
　・既に備えている考え方や行動の枠組みに従って問題解決を図っていく。目標を達成するための方法としての"釣りの時の餌，仕掛け，浮き"など。
　ダブルループ学習：改革・変革
　・成功体験にとらわれない。
　・改善などの方法論ではなく，そもそもの目的やあるべき姿など，原点への回帰，そもそも論として抜本的改革を行う。

②ダブルループ学習：改革・変革

　しかし，診療報酬改定や生産年齢人口の減少，新型コロナウイルスによる世界的パンデミックなど，経済や社会状況が日々変化する中で，従来の看護方式では対応できない事態となっています。また，病院の規模や方針の違いなどにより，画一的な看護方式では適応できなくなってきました。こうした時，「自組織の求める看護とは何か？」「どのようなコンセプトであったのか？」など，**原点に戻ってゼロ思考で考えること**が必要になってきます。つまり，この**抜本的改革がダブルループ学習**となります。

ダブルループ学習による考察の結果

　当院に起こっていた他人任せの風土の改善策をダブルループ学習で考えた結果，当院は診療報酬改定や労働力の不足などのマクロ的問題に加え，新築移転および今後の法人の成長戦略などから，既存の看護方式では乗り切れないとという考えに至りました。

　また，前述したように，組織が脆弱な時はトップダウンで進めざるを得ませんが，組織がある程度成長した後もトップダウンを継続すると組織にぶら下がる人が多くなってきます。「**出過ぎず，遅れず，働かず**」という傾向が出てくると，組織は停滞してしまいます。そこで，当院は**全員参加型**の看護方式を模索し，ANSという当院独自の看護方式を採用することにしました。

●変革を実施する前に氷山モデルで組織診断をする

　変革を実施する前には組織診断が必要です。ここで，氷山モデルからハードとソフトの構造に分けて組織を診断してみましょう。

氷山モデルのハードな構造とソフトな構造

　組織には，氷山モデルに代表されるように，**目に見えるもの**として**職務**や**制度**などの**ハードな構造**と，**集団内で受け入れられている職務のルールやタブー，役割期待，対人関係，勢力関係**などの**ソフトな構造**があります。

　例えば，患者のために就寝前に足浴をした看護師が，ほかの看護師から「勝手なことをするとケア業務が増える」と叱責されたなどのように，ケアは通常看護師の裁量権であるにもかかわらず，目に見えない**暗黙のルール**というものがあります。また，「業務開始前の情報収集なども規定されていないにもかかわらず，始業前から行われる」ことが暗黙のルールとなっていることもあります。

組織変革は目に見えないソフトな構造にまで入ることが必要

　組織変革は，組織構造や職務，制度などのハードな構造ばかりに目が行きがちですが，実際は，ハードを変えても組織に根づいている**暗黙のルールやモノの見方・考え**

方，対人関係，勢力関係を変えなければ変革が成功したことになりません。組織に根づいているものが変わらなければ，一見成功したかのような変革は，また元の状態に戻ってしまいます。

当院における氷山モデルから見た組織診断（図2）

当院のANS導入前の看護組織について組織診断を行ってみました。その結果を次に示します。

【ハードな構造】

①ビジョン：看護部のビジョンはあるが，**ビジョンを意識して看護**を行っているか？というと疑問である。

②目的・目標・方針・使命（明示的な規範）：看護部としての目的や目標はあるが，スタッフはそれらを意識してケアを行っておらず，**業務本位**になっている。専門職としての使命についても言語化するまでには至っていない。

③公式に設計された職務：**業務分掌に基づいて制度化**された職務がある。

④公式化された制度や手続き：**看護部組織としてヒエラルキー**を形成し，制度や手続きがある。

図2●組織のハードとソフト

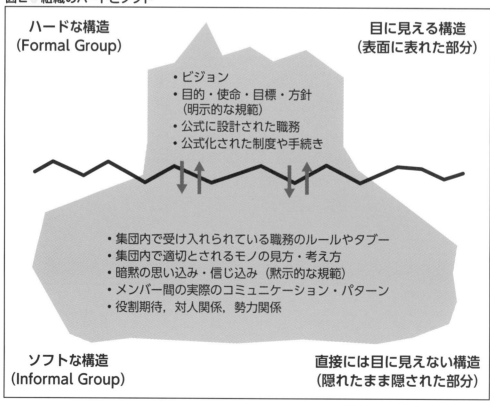

古川久敬：構造こわし―組織変革の心理学，P.127，誠信書房，1990.

【ソフトな構造】

①集団内で受け入れられている職務のルール・タブー：スタッフ側から見た業務優先の考え方が根強く，**業務が増えることに対して抵抗**する。しかし，業務量が減っても，ほかのケアに充てるなど空いた時間を有効に活用していない。

②集団内で適切とされるモノの見方・考え方：同じことを同じようにすること，つまり，**集団の規範から逸脱しないこと**を重視している。

③暗黙の思い込み・信じ込み（黙示的な規範）：**スタッフにとって働きやすい組織が良い組織**という考え方が強く，患者の視点が重視されないことがある。

④メンバー間の実際のコミュニケーション・パターン：長年働いている者への信頼関係は強いが，新人や中途採用者に対して**よそ者意識**が強く，傍観者的な態度を取り，すぐに仲間に入れようとしないところがある。

⑤役割期待，対人関係，勢力関係：公式な上司と部下以外の勢力関係のほかに，**インフォーマルグループとして力を持っている者**がいる。役割期待を担いながら仕事を遂行するというよりも，**生活のために働いているという意識**が強い。対人関係は淡々としており，自分に被害が及ばなければ**他人のことに構わないという風土**がある。

＊　　＊　　＊

以上により，当院は**氷山モデルのソフトな構造が強い組織**と考えられます。したがって，組織を変革するには，戦略や構造，制度などハードな構造を変えるだけではなく，組織メンバーの意識や価値観，行動規範などソフトな構造を変えることが重要と考えました。

●ANSにおける変革プログラムを考える

組織診断を行ったところで，次に**変革プログラム**を考えてみたいと思います。変革は成り行きで行うものではなく，用意周到に計画することが必要だからです。

変革プログラムは，次の4項目を基に設計します。

1）変革理念の共有：**なぜ変革をするのか？**（Why）

2）変革対象の特定：**あるべき姿**は何か？　それに向けて**現状の何を変革する**のか？（What）

3）変革方法の設定：**どのようにして変革を実現すればよいのか？**（How）

4）変革手順の決定：変革を実現するために，**どのような手順で進めればよいのか？**（Action plan）

では，それぞれの項目をANSに当てはめて考えてみましょう。

1) 変革理念の共有：なぜ看護方式をANSに変えるのか？

①組織の成熟とぶら下がりスタッフの増加

組織が成熟し，これまでのようにトップダウンで業務を行っていては，**他人任せで ぶら下がりのスタッフが大半を占め，組織の成長が停止する**ことが予測される。

②次世代を担う看護師の育成が急務

医療財源や生産年齢人口の減少など将来的な懸案がある中で，社会環境の著しい変化に対応できる**次世代を担う看護師の育成が急務**であるにもかかわらず，積極的に管理職を希望する者がいない。これを打破する必要がある。

③新人を責任を持って育てる意識が希薄

新人の育成は**プリセプターに任せきり**で，ほかのスタッフは傍観者となっているため，**チームで新人を育成する仕組みが必要**である。

④情報をスピーディーに周知できていない

当事者意識が希薄のため，自分に関係ないことに関する情報を積極的に得ようとしない，また，**情報を伝達する効果的な仕組み**がないことから，**情報を周知させる仕組み**が必要である。

⑤看護業務と人材育成の視点による仕組みの構築がない

看護業務と人材育成の双方を同時に実現することが，チームの連帯感を高めることになるが，従来の看護方式にそのようなものはない。そのため看護業務と人材育成の視点による仕組みの構築が必要である。

2) 変革対象の特定：あるべき姿は何か？ それに向けて現状をどう変革するのか？

①あるべき姿1：当事者意識を持ち，責任感ある看護師の育成

②あるべき姿2：次世代を担えるリーダーの育成とトレーニングの場の提供

③あるべき姿3：新人をチーム全体で育成する姿勢

④あるべき姿4：情報を円滑に末端まで周知できる仕組み

⑤あるべき姿5：看護業務と人材育成双方の実現

3) 変革方法の設定：どのようにして変革を実現するのか？

あるべき姿を実現できる仕組みを構築するには，全員参加型で小集団方式の「**次世代のリーダー育成**」「**情報の周知**」「**新人育成**」を盛り込んだ看護方式にする必要がある。

４）変革手順の決定：変革を実現するために どのような手順で進めればよいのか？

次に示す**変革理論コッターの８段階モデルを活用し，**変革手順を決定していく。

---

①危機意識を高める

②変革推進のための連帯チームを築く

③ビジョンと戦略を生み出す

④変革のためのビジョンを周知徹底する

⑤従業員の自発を促す

⑥短期的成果を実現する

⑦成果を生かして，さらなる変革を推進する

⑧新しい方法を企業文化に定着させる

●抵抗勢力を切り崩していくための５つのステップ（図3）

変革には抵抗勢力がつきものですが**抵抗勢力を切り崩していくことは**大切です。ここでは，抵抗勢力を切り崩していくための５つのステップを説明します。

ステップⅠ：全体の力関係を把握する

変革を進めていくためには，**全体の力関係を知ることが必要です。**そのためには，絵や図表などを用いてイメージしやすい**リッチピクチャー**（詳細は後述）を活用する

図3 ● 抵抗勢力を切り崩すステップⅠ～Ⅴ

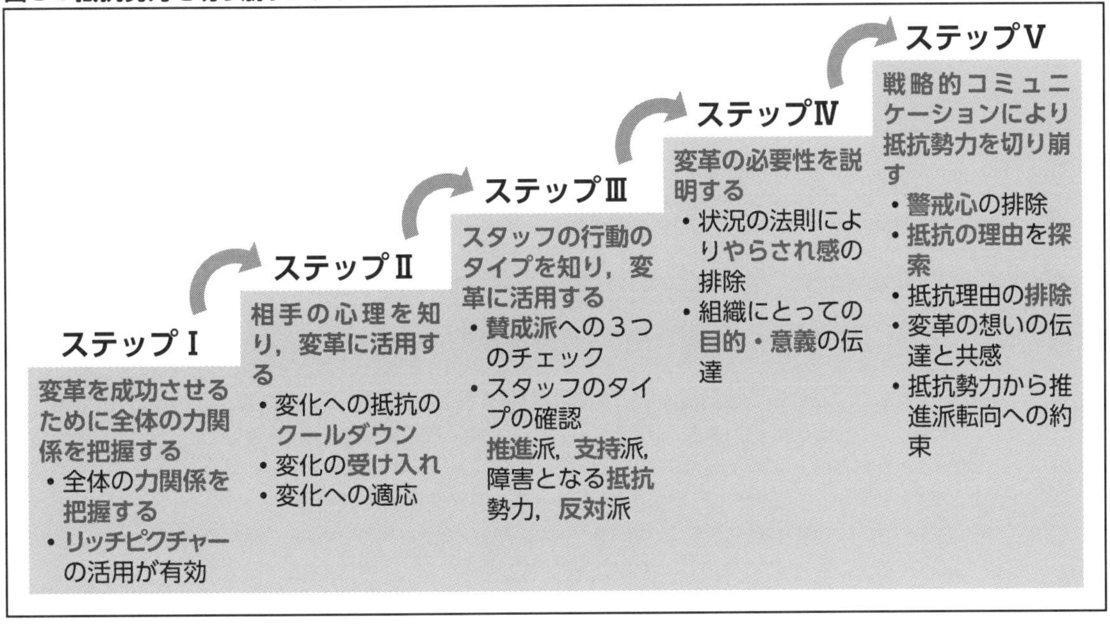

ステップⅠ

変革を成功させるために全体の力関係を把握する
・全体の力関係を把握する
・リッチピクチャーの活用が有効

ステップⅡ

相手の心理を知り，変革に活用する
・変化への抵抗のクールダウン
・変化の受け入れ
・変化への適応

ステップⅢ

スタッフの行動のタイプを知り，変革に活用する
・賛成派への３つのチェック
・スタッフのタイプの確認
推進派，支持派，障害となる抵抗勢力，反対派

ステップⅣ

変革の必要性を説明する
・状況の法則によりやらされ感の排除
・組織にとっての目的・意義の伝達

ステップⅤ

戦略的コミュニケーションにより抵抗勢力を切り崩す
・警戒心の排除
・抵抗の理由を探索
・抵抗理由の排除
・変革の想いの伝達と共感
・抵抗勢力から推進派転向への約束

と分かりやすいです。

状況を十分に把握していないことによる弊害

　私たちは，物事を分かっているつもりでも，実は**錯覚**であることが往々にしてあります。これを「状況に埋め込まれる」という言い方をします。例えば，上司が部下に的確な指示を出して部下を動かしていると思っていても，それは実は思い違いで，部下が上司を巧みに操っていることがありがちです。また，二者が対立している時，**その二者は消耗するだけで，第三者が漁夫の利を得る**こともよくあります。

　このようなことが起こる理由は，**状況を完全に把握していないから**です。また，何が問題かを分かった上で問題を解決できればよいのですが，「**問題が分からないことが問題**」という本質的な問題もあります。さらに現場にとって，**環境の変化に対応するために変革は絶えず必要なもの**ですが，その舵取りを間違えば他者の信頼を失うこともあります。このようなことを起こさないためにも，まずは**全体の力関係を把握することが必要**です。

▶**テクニック：全体の勢力を俯瞰するためにリッチピクチャー**[*3]**を活用する。**

　全体の力関係（スタッフのさまざまな**思惑や関係性，問題状況**）を把握するためには，**リッチピクチャー（図4）の手法**を活用すると便利です。

　私たちは頭の中で「あの人は私に**反感**を抱いているようだ。**批判**的に思っているようだ」と思っていても，日々の業務に忙殺されていると「まあ，いいや」などとやり過ごしていることが多いと思います。しかし，変革を成功させるには，この**力関係**をしっかり把握していることが大切です。

ステップⅡ：相手の心理を知り，変革に活用する

　誰がどのような意見を持っているのか，反対派なのか，賛成派なのかを知らなければ，抵抗勢力を切り崩すことはできません。そして**変化への抵抗を抑える**にはどうしたらよいか，**受け入れさせるためにはどうしたらよいのか**，どうすれば変化に適応で

＊3　リッチピクチャー：リッチピクチャーとは，1970年代以降，ランカスター大学のピーター・チェックランド氏が提唱したソフトシステムズ方法論（Soft Systems Methodology：SSM，人間の意図や思いをマネジメントや意思決定に取り込んだ方法論。問題状況の理解，異なった価値観や考えを持った人間同士のアコモデーション〈折り合い〉を探索する手法）で，埋め込まれている状況を表出する手法の一つです。1枚の紙に現在の状況や人物の動き，考え方，価値観などあらゆるものを相関図のように漫画や絵を駆使して描いていきます。このことによって，自分の分かっていることを整理でき，分かっていないものを発見できます。
　最低限描くものは，次のとおりです。
Structure（構造）：自組織・自部署の構造的特性，協力関係，人間模様
Process（過程）：自組織・自部署の構造，人間模様の過去・現在・将来にわたる変遷
Climate（風土，雰囲気，想い）：組織構造内の権限・パワー・利害関係・組織の意思決定の傾
　　向，組織の価値観

図4 リッチピクチャー

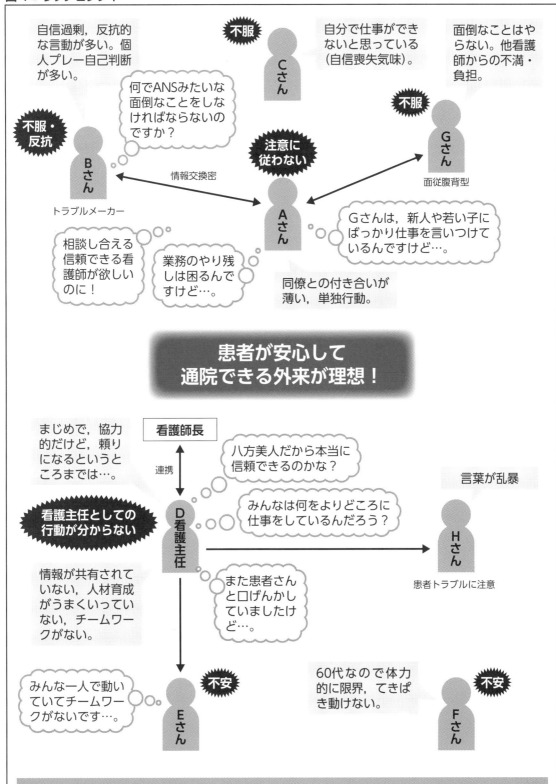

リッチピクチャーの押さえどころ
「人間は分かっているようで分かっていない，見ているようで実は何も見えていない」
だから，自分の思っていること，頭に思い浮かんだことなど，思いつくままに図や漫画的に吹き出しなどを使って描いてみる。

表1 ● ANS導入時の抵抗勢力の心理の変化のステージ

〈ステージ1〉 変化（ANS導入）への抵抗

・変わりたくない　　・なぜ今変えなければならないのか

　なぜ今の看護方式をやめて新しいものにしなければならないのか？」「本当に良い看護方式なのか？」「その看護方式を取り入れることは，労力の無駄にならないのか？」「管理者の自己満足ではないのか？」「なぜ今変化をしなければならないのか？」。

　このような変わりたくない気持ちが，変化への抵抗をつくります。

〈ステージ2〉 変化（ANS導入）への抵抗力の低下

・とりあえず聞くだけは聞いてみるか

　抵抗する気力が弱まり，とりあえず「聞くだけは聞いてみるか」「試験的に試してみてダメだったらやめればよいか」など，抵抗する力が少し弱まります。

〈ステージ3〉 変化（ANS導入）の受け入れ

・自分だけが抵抗しても無駄ではないか

　「看護部で決めたことなら，自分だけが抵抗しても無駄な気がする」「自分だけ反発していることは自分に不利益になるかもしれない」という気持ちが出てきます。

〈ステージ4〉 変化（ANS導入）への適応

・自分もやってみよう

　「みんなも新しい看護方式に馴染んでいるから，自分だけ遅れを取りたくない。自分も頑張ろう」と前向きな行動を取ろうと気持ちに変化が出てきます。

きるかについて作戦を練ります。

①看護方式の変更は現場にとって大イベントであることを理解する

　まず，看護方式の変更は，現場にとっては大イベントです。私たちの日々のケアは看護方式を軸に成立していますので，これを変更することは，スタッフにとって「余計なこと」「仕事を増やすこと」なのです。

②変革の第一歩は，まず相手を知る

　まず必要なことは，相手を知ることです。孫子は，「彼を知り己を知れば百戦危うからず」（敵や自分についてその情勢を知っていれば，何度戦っても必ず勝つ）と言っています。**相手が何を考え，どのようであれば譲歩できると考えているのか**などを把握することで，抵抗する気持ちを抑えることができます。

③相手の心理の変化を受け入れ，適応させていく

　そして，相手の**心理の変化を知る**ことが必要です。心理の変化のステージ（**表1**）を踏まえて，焦らず，一歩を踏み出させるような気持ちで変革を進めていくことが必要です。

賛成派，反対派の行動タイプを知ることが必要です。

賛成派か反対派か，3つの視点でチェックする

変革を行う時は，スタッフの行動を見極め**変革に対して賛成なのか，反対なのかを確認**する必要があります。一般的に，**賛成派か反対派かは，次の3つの視点で決まる**と言われています。次のうち，スタッフがどれにあてはまるかをチェックします。**賛成派を確認することにより，賛成派から反対派の切り崩しを行うことが可能となる**でしょう。

①賛成派の人に好意を持っているか？：人は好意を持っている人の行動には賛成する

人間は正しいか正しくないかなど合理的に意思決定を行うかというと，実はそうでないことが多いようです。つまり，自分が**好意を持っている人の発言や行動には従う**ということです。逆に，自分が好意を持っている人が反対している場合は，どんなことであっても反対することが多いということになります。ANSを推進している人と人間関係のトラブルがある人はいないか，過去のわだかまりを持っている人はいないかなどを把握する必要があります。

②得があると感じているか？：人は自分に利益がある時には賛成する

人間は，損か得かということをいち早く計算する動物です。自分が賛成したら，自分にとって**得になるのか，損になるのか，**または今持っている**既得権を失うことはないのか**などにより，意見が変わります。

③変わることに対して前向きか？：変わることに対しての抵抗感が少ない場合は賛成する

人間は変化を快く思わないものですが，その度合いには個人差があります。**変わることに極度に恐怖を覚える人は抵抗力が強いですが，変わることは仕方がないことだと認識している人は抵抗力が少ない**と言えます。

変革の意義を説明すると共に，状況の法則[*4]に沿って受け入れやすい方法で説得します。

①状況の法則により，やらされ感を排除する

ここで重要なことは，相手に**分かってもらえるよう誠意を持って伝える**ことです。一言で言うと，**やらされ感の排除**です。「看護部ではこのように決まったから」などと，一方的にトップダウンで伝えることは逆効果です。まずは，**変革が必要な厳しい**

[*4] **状況の法則**：イギリスの経営学者M. P. フォレット氏により提唱された。「人は指示やトップダウンであっても，その状況を合わせて伝えることにより，屈辱なく受け入れ従うことができる」という考え方。

図5 ● 勢力図タイプ分類（仮想例）

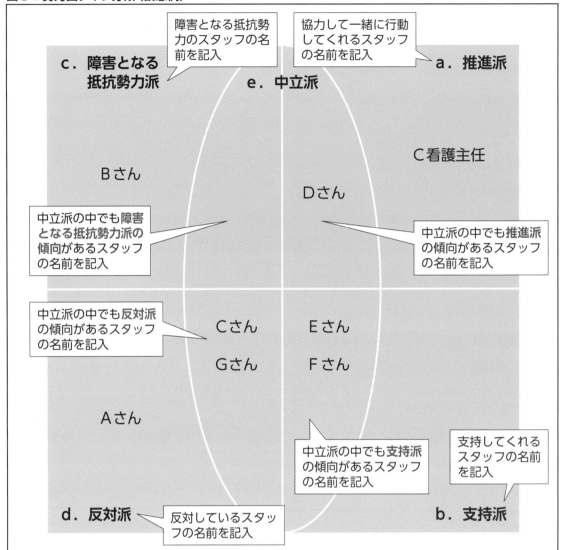

a．推進派：看護方式をANSに変えることに賛成し，自ら推進役となってくれるスタッフ。「部署をより良く改革していこう」「患者さんのために変えていこう」と前向きに思っているので，同じ志を持つ人として仲間に入れ，頑張ってもらいましょう。

b．支持派：ANSへの変更について力を貸してはくれませんが，好意的には見てくれているスタッフ。変革が進み，ANSに移行する力が強くなると同調してくるので，進捗状況をその都度説明しながら仲間として取り込みましょう。

c．障害となる抵抗勢力派：強力に反対するスタッフ。この勢力により，ANSへの変革がゼロとなったり，ANSに移行させないために他組織も巻き込んで反対活動をしたりすることもあるので，行動には要注意です。

d．反対派：ANSへの変更には反対するけれども，**目立った行動はしない**スタッフ。ただし，**抵抗勢力と結びついた時に巨大勢力となる**ので注意を要します。味方に引き入れるように働きかけることが必要です。

e．中立派：看護方式をどう変えようと，何も変わらないと思っているスタッフ。反対派でも推進派でもなく，**我関せず**というタイプのスタッフ，**かかわりになることを極力避けたい**と思っているスタッフが属しています。明確な態度を示さず，八方美人的な言動をすることがあるので要注意です。できるだけ早く推進派に引き入れることが大切です。

産業能率大学総合研究所ソリューションシステム開発部組織変革研究プロジェクト編著：
チェンジ・エージェントが組織を変える 組織変革実践ガイド，P.115，産能大出版部，2005.を参考に筆者作成

状況であることを伝え，現状を分かってもらうことが大事です。**状況を客観的に理解してもらうことにより，納得して行動できるようになります**（状況の法則）。

②ANSに変更することの目的・意義を伝える

ⅰ 組織や部署にとっての目的・意味・利益は何か？

なぜANSに変えるのか，それは私たちにとってどんな意味があるのか，そしてそれは部署にとってどれほど重要なことなのかを説明します。

ⅱ 相手にとっての意味・利益は何か？

部署や組織にとっては良いことであっても，スタッフを動かす時は**スタッフ自身にとっての意味や利益となることを説明する**必要があります。例えば，「ANSを行うことによって部署は良くなると思うけれども，アメーバ・リーダーの負担はどうなるのか？」という疑問に対して，「全体を底上げすることにより，部署を牽引するリーダーの負担も減る」など具体的な利益を説明すると理解が得られやすいです。

ステップⅤ：戦略的コミュニケーションにより抵抗勢力を切り崩す（図6）

説得の方法を戦略的に考えながら，警戒心を排除し，抵抗の理由を探索し排除していきます。

図6 抵抗勢力を切り崩すステージ

コンセプト：抵抗勢力を切り崩す
Stage 1 変化（ANS導入）に対する思い込みへの転換
☆ネガティブからポジティブな気持ちに変換
Stage 2 説得的コミュニケーション
☆アイスブレーク（相手の気持ちをほぐす） ①本題以外の話から始める⇒構えさせない　②相手に好意を示す⇒好意の裏返し ③説得以外の目的を告げる⇒とっかかりをつける
Stage 3 抵抗の排除
①小さな一歩を踏み出させる　②自分から譲歩する　③うまくいった例を使う ④期待・承認などの権威を示す　⑤良いチャンスであることを示す
Stage 4 変革（ANS導入）の想いの伝達
①ANS導入への思いを伝え，共感を引き出す ②「私は〜したい」のように主語として伝え，覚悟を示す
Stage 5 態度の固定化（元に戻さない）
①迷いを投げかけ自分で否定させる⇒予防接種効果　②はっきり約束させる

変革を実行する時，最初，**推進派は極めて少数**であり，その他大勢が反対派であることが多いと思います。その時に大事なことは，推進派は強固な態度で改革を進めるのではなく，**反対派の意見にも耳を傾ける**ことです。そうすることにより，**反対派の行動を前向きなものに変える**ことが可能となるでしょう。

　そして，5つのステージからなる**戦略的コミュニケーション（表2）**を用いることにより，より変革しやすくなります。やみくもに説得しても効果が得られないことが多いので，各ステージの**説得のプロセスを意識**することが必要です。

＊　　＊　　＊

　以上のように，ANS導入は看護師にとって大きな環境の変化ですが，その**目的を説明し，同意を得る**ことにより，円滑に導入できます。また，前述した変革理論やテクニックを活用してよりスムーズに導入しましょう。

表2　戦略的コミュニケーション

ステージ1：警戒心を排除する

①さりげない会話で相手の警戒心を解く

　説得されるだろうと構えている相手は最初から，拒否的な態度を示すことがあります。そういう時は，趣味や子どもなどの話題から始め，相手が取りつく島がないような態度に出ることを阻止します。そのためには，相手の置かれている状況や特性を調べておくことが必要となります。

②「私はそんなあなたが好き！」と伝える「好意の返報性」を活用する

　人は好意を示した人に対して良い感情を抱きやすいと言われています。「私はあなたのそういう率直さが好きだわ」「あなたのケアはいつも素晴らしいわよね」などと肯定的な会話をすることにより，良い印象を持ってもらうようにすることが必要です。

③いきなり核心には触れず，目的以外のことを話題にする

　人は直接的な行動の目的について話すと抵抗感が増し，反論や自分の意見の根拠などを前もって準備してしまいます。そうすることによって相手は構えてしまい，説得が功を奏さないことがあります。そこで，あえて別の目的を話してみましょう。「この間の委員会のことなんだけど…」「看護研究がなかなか進まないので相談に乗ってもらえないかしら」などと話してみましょう。

ステージ2：抵抗の理由を探り出す「どうしたら味方に引き入れられるか」

　このステージでは，相手が反対した理由を突き止めます。「単なる感情的な問題なのか」「何か確固たる信念があるのか」などを探ります。また，相手の置かれている立場や状況，今までの経験などに理解を示し，内容を批判的にとらえずに積極的に傾聴することが必要です。この時，注意することは，相手の話に「でも違うでしょ…」などといった言動で自分の意見や評価を入れ，反感を持たれないようにすることです。

ステージ3：抵抗を排除する

①「まずは最初の一歩」が重要

　何事もそうですが，最初から突っ走りすぎるのは危険です。なぜなら，人はささいなことでも変化に敏感ですから，急激な変化は相手を不必要に身構えさせてしまうからです。人間は元来，保守的な動物ですから，変わらなくて済むものであれば変わりたくないものです。ここで重要なことは「最初の一歩を踏み出させる」ことです。「やるぞ！　やるぞ！」と猛進するのではなく，「自然に変わっていて，前よりもよくなったね」ということをスタッフに実感させることが必要です。あくまでも自然体を意識しましょう。

②人は他人の利益に目ざとい。うまくいっている事例を示す

　日本人は，我先にやってみると積極派は少なく，「誰かがうまくいったことを確認してから，自分もやってみる」という慎重派が多いのではないでしょうか。ですから，「A病棟では既に導入していて，チームがまとまってよくなってきているという評判なんだけど，うちの部署も遅れをとらないようにやってみない？」というように，**協力を求めるように始めてみましょう**。

③茹でガエル理論を活用。無理をせず段階的に進める

　経営学では，「徐々に来る悪い変化は気づかず，最後は取り返しがつかない状態に茹で上がってしまう」という茹でガエル理論があります。つまり，ゆっくり進行する変化は気づかれないということです。ですので，ゆっくりと進めればよいのです。この時有効なのが，フット・イン・ザ・テクニック＊5です。

　ANSは，人材育成と看護業務が一体型の看護方式です。これを最初から一度に行うと部署が混乱する危険がありますので，まずは，**ANSのチーム編成を人材育成の面から行うことをお勧めします**。

　具体的には，**第1段階はANSのチームづくりと人材育成を主眼とし，それが構築された後に，第2段階として看護業務もANSで行います**。第1段階のANSチームづくりと人材育成を行っていくと，おそらくスタッフ側から，「新しい看護方式，結構いいわよ。さらに，業務もANSのチームで行ったらもっとチームが団結しそう」などの意見が交わされるようになってくると思います。

ステージ4：変革に対する想いを伝える

・ANS導入への想いを伝え，共感を得る
・「私は○○したい」のようにＩメッセージとして伝え，覚悟を示す

　ANSに変更したい想いを伝えて共感してもらうことにより，一緒に変革していく**推進派を増や**していきます。ANSは「看護師一人ひとりが主役である，支援し助け合えるチームができる，それにより患者もスタッフも幸せになる」ということを話せば，スタッフも前向きに取り組みたいと思うようになるのではないかと思います。

ステージ5：態度を固定化する（抵抗勢力から推進への転換を約束させる）

　人は周りに流されやすい生き物です。説明された時は，ANSは画期的な看護方式だと思っても，抵抗勢力派に説得されると，「自分の考えは**間違いではなかったのか**」と揺らぎます。そこで，それを阻止するための行動が必要です。

①反対のことを言い，自分で否定させる

　例えば，「○○さんはANSに変更することに賛成してくれたけれど，私に気を使っているからじゃない？　それでは申し訳ないわ」と投げかけ，「そんなことはありません」ときっぱり断言させます。これにより，抵抗勢力から再び説得を受けても心境の変化を防ぐことができます。つまり，**想定される迷いについて質問を投げかけ，自分で否定させ，決定を強固なものにする**のです。心理学では予防接種と言われる手法です。

②明確な意思表示を促す

　人は，自分で**明確な意思表示**をするとそのように行動するものです。これは，人は有言実行が正しい姿であり，そうしなければならないと認識しているからです。自分でANSを推進していくということを「意思表示させる」「文書に書かせる」などして，明確に意思を表明させることが有効でしょう。

＊5　フット・イン・ザ・テクニックとは，最初からすべてを受け入れさせようとせず，最初は受け入れやすいものを提示し，一度受け入れてもらった後にさらに追加していく手法。状況が固定すると，人は変化に対し頑なになり，受け入れることができなくなる傾向がある。そのため，最初からすべてを受け入れさせようとはせず，まずは受け入れやすいものを提示し，受け入れられるのを待ってから追加していくのが効果的。

1. 医療療養病棟から地域包括ケア病棟に転換する理由とは

　近年，少子高齢化により慢性疾患患者や独居高齢者の増加など医療環境が変化し，病気を治療する急性期医療からできる限り地域で元気で長く過ごしていただく地域包括ケアシステムの構築が必要とされる時代となりました。

　A病院は，都内とのアクセスも便利なB県北東部に位置するケアミックス型の小規模病院です。長年，急性期内科系一般病棟，急性期外科系一般病棟，回復期リハビリテーション病棟，医療療養型病棟の4つの病棟の機能で医療を行ってきました（**表3**）。

　A病院の近隣には多くの介護施設が建設され，急性期治療を終えた患者が，医療療養型病棟ではなく介護施設を選択する例も増えてきました。また，医療療養型病棟は診療報酬単価が最も低いことから，病院を維持していくためには厳しいという状況もありました。

　そこで，病院建物の老朽化に伴い新築移転したのを機に，医療療養型病棟を地域包括ケア病棟に転換しました（**図7**）。医療療養型療養病棟から地域包括ケア病棟転換にあたっては，看護職と介護職のスタッフ数の割合が異なることや地域包括ケア病棟の経験のないスタッフが多いことなどから，医療療養型病棟で実施していたチームナーシングでは，円滑に病棟運営を行えないことが推測されました。そこで，A病院独自の看護方式であるANSを導入することになったのです。

表3　A病院の概要（地域包括ケア病棟転換前）

> 診療科目：内科，呼吸器科，循環器科，消化器科，外科，肛門科，血管外科，
> 　　　　　心臓血管外科，脳神経外科，神経内科，整形外科，リウマチ科，
> 　　　　　小児科，泌尿器科，診療内科，皮膚科，リハビリテーション科
>
> 病床数：許可病床163床　　　　　1日平均外来患者数：200〜300人
>
> 1日入院患者数：150〜160人　　　平均在院日数：19日
>
> 病床利用率：80〜95％　　　　　　一般病棟入院基本料：10対1
>
> 勤務体制：2交代制　　　　　　　看護方式：チームナーシング
>
> 看護補助体制加算：25対1　　　　看護職員：120人，看護補助者60人

図7　医療療養病棟から地域包括ケア病棟転換（PPM分析＊6より）

	高 ← 市場シェア → 低	
花形	**問題児**	
内科系急性期一般病棟	回復期リハ病棟	
金のなる木	**負け犬**	
外科系急性期一般病棟	医療療養型病棟	

（市場成長率：高↑低）

▶

	高 ← 市場シェア → 低	
花形	**問題児**	
回復期リハ病棟	地域包括ケア病棟	
金のなる木	**負け犬**	
内科系急性期一般病棟	外科系急性期一般病棟	

（市場成長率：高↑低）

A病院の地域包括ケアシステム

　A病院は，これまで**地域完結型の医療を展開**し，患者層は主に地域住民でした。地域住民の**駆け込み寺のような存在**のA病院では，病気になったらとりあえず受診し，必要であれば急性期一般病棟に入院し，治療を終えたら，速やかに退院して自宅に帰ってもらっていました。在宅復帰する場合は，**居宅介護支援事業所と連携**し，ケアプランを立案しています。そして，**「できるだけ長く元気に自宅で暮らす」**を方針としています。在宅においては，**訪問診療，訪問看護，訪問リハビリの3つのモニタリング機構**を担い，定期的にアセスメントを行うことで，病状の変化や異常を見逃さないようにし，何かあれば病院と連絡を取り，すぐ入院できる体制を整備しています（**図8**）。

　また，ケアミックスの特殊性を十分に活用し，慢性期病棟に転棟してもらうことによって，十分な退院支援を行っています。

地域包括ケア病棟の特殊性

　地域包括ケア病棟とは，2014（平成26）年度診療報酬改定により，急性期後の受け入れをはじめとする地域包括ケアシステムを支える病棟の充実が求められていることから新設された病棟です。

　対象とする患者は，①急性期医療の治療が終了して病状が安定し，在宅復帰の支援が必要な患者，②ケアが必要な自宅で過ごす患者です。入院期間は60日までとされており，地域包括ケア病棟算定基準として，在宅復帰率70％以上，重症度，医療・看護必要度A項目1点以上の割合14％以上，在宅からの直接入院率15％以上，リハビリ施行患者1人当たりの単位数2単位以上/日，看護配置13対1以上，専従の理学

＊6　**PPM分析**：PPMはプロダクト・ポートフォリオ・マネジメントの略。ボストン・コンサルティング・グループが開発した事業ポートフォーリオのフレームワーク。事業を4つに分類し縦軸に市場成長率，横軸に市場シェアのマトリックスから見ていく。

図8 ● A病院における地域包括ケアシステム

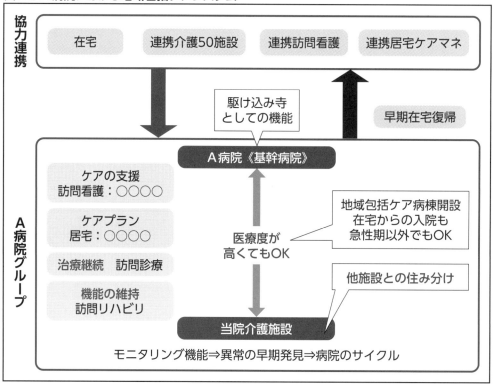

療法士，作業療法士または言語聴覚士の配置1人以上必要とされています。このほか，在宅からの直接入院率，自宅からの緊急入院率などについても要件が定められています。

2. 地域包括ケア病棟転換に当たって起こっている問題を整理する

　医療療養病棟から地域包括ケア病棟に転換するに当たって佐藤式問題チェックシートで整理してみたところ，いくつもの問題がクローズアップされました（**図9**）。

1）急性期医療の知識・技術に関する問題

　第1の問題は，急性期医療の知識・技術に関する不安です。医療療養型病棟は主に慢性期の医療度が高い患者をケアする病棟ですが，患者のほとんどは状態が安定しています。また，延命処置を望まない患者がほとんどであり，急変対応というよりも平和な死への援助が求められていました。しかし，地域包括ケア病棟では，亜急性期であっても状態が完全に落ち着いているわけではありません。人工呼吸器を装着するなど積極的治療が行われることもあります。つまり，ケア中心の病棟からケアとキュアが同比率で求められる病棟に変更になったということです。しかし，急性期の知識・技術に自信を持てるスタッフは，ほとんどいませんでした。

図9 ● 地域包括ケア病棟に転換するに当たって佐藤式問題意識チェックシートを使った問題の整理

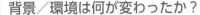

＊佐藤式問題意識チェックシートで看護方式の課題を明確にしてみよう！

気づき／看護方式で気にかかること
地域包括ケア病棟になっても，現在のチームナーシングで運営していけるだろうか？

背景／環境は何が変わったか？
- 地域から求められる医療が地域包括ケアシステムへの支援体制に変わってきている
- 近隣に介護施設が増設され，医療型療養病棟のニーズが減少している
- 医療療養型の診療報酬が少ないため，病棟維持が困難になってきている

起こっている看護上の問題は何か？
- 急性期医療の知識・技術に不安がある
- 退院支援がうまくいかない
- 重症度，医療・看護必要度が分からない
- 看護スタッフと介護スタッフの業務分担はこれまでどおりでよいのか

問題発生の要因は何か？
地域包括ケア病棟に変更になっても，これまでどおりのチームナーシングがそのまま行われている（地域包括ケア病棟では，これまでのチームナーシングが合わなくなっている）

看護上の部署の課題は何か？
地域包括ケア病棟に対応できるように病棟の運営が安心安全に運営される看護の仕組みを構築する
↓
地域包括ケア病棟にANSを導入する

看護のあるべき姿は？
病棟の機能に対応し，安心・安全に病棟が運営できる看護の仕組みができている状態

2）退院支援のスキルの問題

　第2の問題としては，退院支援に関する不安です。地域包括ケア病棟は，在院日数が最長60日とされているため，その間に退院支援を円滑に行う必要があります。これに対して，社会資源についての理解など，退院支援の方法を熟知しているスタッフがあまりいませんでした。

3）重症度，医療・看護必要度の理解の問題

　第3の問題としては，重症度，医療・看護必要度の理解度への不安です。医療療養型病棟では，患者のケアの評価は医療区分とADLのマトリックス表を使って評価していますが，地域包括ケア病棟では重症度，医療・看護必要度となります。この重症度，医療・看護必要度についてほとんどのスタッフが理解していませんでした。

第4の問題としては，看護スタッフ数と介護スタッフ数の構成の問題です。医療療養型病棟の場合，看護スタッフと介護スタッフの数は半々ですが，地域包括ケア病棟では看護スタッフが増員され介護スタッフは減員されます。このようになった時，これまでと同様の業務分担でよいのだろうかという声がありました。

＊　＊　＊

以上のような状況において，円滑に地域包括ケア病棟が運営できる方法を考える必要がありました。

3. 地域包括ケア病棟の開設に当たって戦略を策定する

地域包括ケア病棟の転換に対応し，病棟運営が安心・安全に行われる看護体制を構築するための具体的な方法を考えることにしました。そこで，強み・弱み・機会・脅威を師長会のメンバーで考えてみました。

1）地域包括ケア病棟開設の視点での 強み・弱み・機会・脅威は何か？（図10）

A病院の**強み**は，「**独自の看護方式であるANSを行っている**」ことが挙げられました。**弱み**は，地域包括ケア病棟の開設に伴い看護スタッフを急遽募集したため，「**当院での経験年数が少ないスタッフが多い**」「**地域包括ケア病棟が初めてのスタッフが多い**」ことが挙げられました。

そして，**機会**は，「**最近の医療界の動向としてAIやICTなどIT技術が推進されている**」

図10 ● A病院の地域包括ケア病棟開設に伴うSWOT分析

	強み	弱み
内部環境	①独自の看護方式ANSを行っている ②ケアミックス型の医療を生かし，急性期医療から慢性期医療に移行できる ③病棟に退院支援MSWを配置している ④人工透析センターがある ⑤在宅診療の支援体制が整備されている	①当院での経験年数が少ないスタッフが多い ②地域包括ケア病棟が初めてのスタッフが多い
	機会	脅威
外部環境	①最近の医療界の動向として，AIやICTなどIT技術が推進されている ②地域から地域包括システムについての支援が求められている	①将来的に生産年齢人口の減少により，働く看護師や補助者が集まらなくなってくる

図11 ● クロスSWOT分析を使った戦略の策定

		外部環境分析		
		機会	緊急・重要・影響力大きい	脅威
内部環境分析	強み	積極的戦略 **強み×機会**		差別化戦略 **強み×脅威**
		ANSを活用し，医療療養病棟から地域包括ケア病棟への転換を円滑に行う		ANSを活用し，生産年齢人口の減少による看護師や補助者の求人不足に対応する
	弱み	弱み克服戦略 **弱み×機会**		最悪事態回避策 **弱み×脅威**
		AIやICTの活用により，臨床経験の少ない看護師が多いことを克服する		臨床経験が少ないことによる技術力や知識不足をチームワークでカバーし，看護師や補助者の求人不足に対応する

「地域から地域包括システムについての支援が求められている」が挙げられました。**脅威**は，「**将来的に生産年齢人口の減少により，働く看護師や補助者が集まらなくなってくる**」ということが挙がりました。

2）地域包括ケア病棟開設の視点での戦略は　強みであるANSを活用すること

　これらの組織の環境分析に基づいた戦略として，まず，最も強みである当院独自の看護方式を活用するべきであると考えました。そこで，最強の戦略である「**強み×機会**」**の積極的戦略**を考えました（**図11**）。

　その結果，「**ANSの活用と情報の共有化により，地域包括ケア病棟の組織体制を構築する**」と決めました。

4. 地域包括ケア病棟開設の戦略のシナリオを考える

1）《学習と成長》《業務プロセス》《内部顧客》《外部顧客》《財務》　の視点で考察する

　戦略のシナリオをそれぞれバランストスコアカードの《**学習と成長の視点**》《**業務プロセスの視点**》《**内部顧客の視点**》《**外部顧客の視点**》《**財務の視点**》で考え，それぞれの戦略目標が因果関係にあることから，戦略シナリオを構築することにしました。

2）戦力マップを使って戦略のシナリオを考える（図12）

①**学習と成長の視点**として，

　「地域包括ケア病棟の施設要件とANSの仕組みについて地域包括ケア病棟のスタッ

図12●戦略マップを使った戦略シナリオの策定

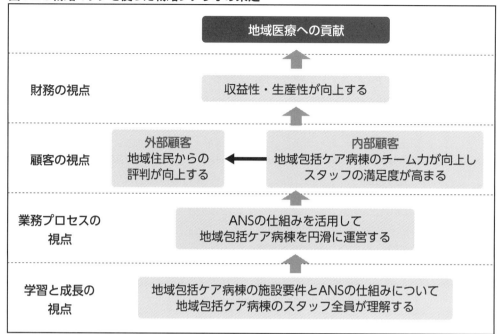

「フ全員が理解する」

　ことにより，次のステージである

②**業務プロセスの視点**としての

　「ANSの仕組みを活用して地域包括ケア病棟を円滑に運営する」

　さらにこのことにより，

③**内部顧客の視点**として，

　「地域包括ケア病棟のチーム力が向上しスタッフの満足度が高まる」

④**外部顧客の視点**として，

　「地域顧客の視点として地域住民からの評判が向上する」

　これにより，

⑤**財務の視点**として，

　「収益性・生産性が向上する」

⑥**戦略テーマ**として，

　「地域医療への貢献」

　が実現するとしました。

3）BSCを使って目標を数値化する（図13）

①**学習と成長の視点**として，

　「地域包括ケア病棟の施設要件とANSの仕組みについて地域包括ケア病棟のスタッフ全員が理解する」を〈戦略目標〉とし，重要成功要因を「ANSの仕組みの学習会が

	戦略目標	重要成功要因（CSF）	業績評価指標 （KPI）	数値目標
財務の視点	収益性・生産性が向上する	・月間収益が増える ・定時で帰宅できる（超過勤務時間が減る）	月間収益 超過勤務時間	500万円アップ/月 月10時間以内/1人平均
外部顧客の視点	地域住民から評判が向上する	・地域住民の満足度が向上する	地域住民からの苦情件数	苦情件数0
内部顧客の視点	地域包括ケア病棟のチーム力が向上し，スタッフの満足度が高まる	・チームワークが良くなり，情報の共有化が向上し，モチベーションが上がり職員の満足度が向上する	離職率 スタッフへのヒアリング	離職率5％以内 80％以上が良しと回答
業務プロセスの視点	ANSの仕組みを活用して地域包括ケア病棟を円滑に運営する	・ANSの仕組みが構築される ・ANS委員会が開催されている（多職種による）	ANSの仕組み ANS委員会の開催	ANSのマニュアルの年内完成 ANS委員会月1回開催
学習と成長の視点	地域包括ケア病棟の施設要件とANSの仕組みについて地域包括ケア病棟のスタッフ全員が理解する	・ANSの仕組みの学習会が開催される ・学習会の参加率が高い	ANSの仕組みの学習会開催 参加率	ANSの仕組みの学習会開催月1回 参加率80％以上

開催される」「学習会の参加率が高い」，業績評価指標を「ANSの仕組みの学習会開催」「参加率」とし，数値目標をそれぞれ「月1回」「80％以上」としました。

②**業務プロセスの視点**として，

「ANSの仕組みを活用して地域包括ケア病棟を円滑に運営する」を〈戦略目標〉とし，重要成功要因を「ANSの仕組みが構築される」「ANS委員会が開催される」業績評価指標を「ANSの仕組み」「ANS委員会の開催」とし，数値目標をそれぞれ「ANSマニュアルの年内完成」「ANS委員会月1回開催」としました。

③**内部顧客の視点**として，

「地域包括ケア病棟のチーム力が向上し，スタッフの満足度が高まる」を〈戦略目標〉とし，重要成功要因を「チームワークが良くなり，情報の共有化が向上し，モチベーションが上がり，職員の満足度が向上する」とし，業績評価指標を「離職率」「スタッフへのヒアリング」とし，数値目標をそれぞれ「5％以内」「80％以上が良しと回答」としました。

④**外部顧客の視点**として，

　「地域住民からの評価が高くなる」を〈戦略目標〉とし，重要成功要因を「地域住民の満足度が向上する」とし，業績評価指標を「地域住民からの苦情件数」とし，数値目標を「苦情件数0」としました。

⑤**財務の視点**として，

　「収益性・生産性が向上する」を〈戦略目標〉とし，重要成功要因を「月間収益が増える」「定時で帰宅できる（超過勤務時間が減る）」とし，業績評価指標を「月間収益」「超過勤務時間」とし，数値目標をそれぞれ「月500万円アップ」「1人当たりの平均月10時間以内」としました。

4）戦略のシナリオを具現化する

　そして，戦略のシナリオを具現化するため，「何を」「誰が」「いつまでに」するのかを明確にしていきました。その内容は次のとおりです（**表4**）。

①**学習と成長の視点の戦略目標**

　「地域包括ケア病棟の施設要件とANSの仕組みについて地域包括ケア病棟のスタッフ全員が理解する」

表4　戦略シナリオを具現化するためのアクションプラン

	戦略目標	アクションプラン		
		何を	誰が	いつまでに
学習と成長の視点	地域包括ケア病棟の施設要件とANSの仕組みについて地域包括ケア病棟のスタッフ全員が理解する	地域包括ケア病棟の施設基準など	看護師長	2月末までに
		ANSの仕組みについて〈地域包括ケア病棟のスタッフ対象〉	看護部長	3月末までに
業務プロセスの視点	ANSの仕組みを活用して地域包括ケア病棟を円滑に運営する	地域包括ケア病棟プロジェクト立ち上げ	看護部長	2月末までに
		地域包括ケア病棟プロジェクトメンバーの選出	看護師長と看護部長	2月末までに
		地域包括ケア病棟の構想と運営についての仕組み	プロジェクトメンバー	3月末までに
		地域包括ケア病棟のマニュアル作成	プロジェクトメンバー	3月末までに
内部顧客の視点	地域包括ケア病棟のチーム力が向上し，スタッフの満足度が高まる	地域包括ケア病棟についての進捗状況とスタッフの負担感やモチベーションについての面談	看護部長と看護師長	4月末までに

▶**アクションプラン１**

　　何を：地域包括ケア病棟の施設基準などについて

　　誰が：看護師長が

　　いつ：２月末までに

▶**アクションプラン２**

　　何を：ANSの仕組みについて

　　誰が：看護部長が

　　いつ：３月末までに

②**業務プロセスの視点の戦略目標**

　「ANSの仕組みを活用して地域包括ケア病棟を円滑に運営する」

▶**アクションプラン１**

　　何を：地域包括ケア病棟プロジェクトの立ち上げを

　　誰が：看護部長が

　　いつまでに：２月末までに

▶**アクションプラン２**

　　何を：地域包括ケア病棟プロジェクトメンバーの選出を

　　誰が：地域包括ケア病棟看護師長と看護部長が

　　いつまでに：２月末までに

▶**アクションプラン３**

　　何を：地域包括ケア病棟の構想と運営についての仕組みを

　　誰が：地域包括ケア病棟プロジェクトメンバーが

　　いつまでに：３月末までに

▶**アクションプラン４**

　　何を：地域包括ケア病棟のマニュアル作成を

　　誰が：地域包括ケア病棟プロジェクトメンバーが

　　いつまでに：３月末までに

③**内部顧客の視点の戦略目標**

　「地域包括ケア病棟のチーム力が向上し，スタッフの満足度が高まる」

▶**アクションプラン**

　　何を：地域包括ケア病棟についての進捗状況とスタッフの負担感やモチベーション
　　　　　についての面談を

　　誰が：看護部長と看護師長が

　　いつまでに：４月末までに

4. 戦略目標達成のためのアクションプランを実行する

1) 学習と成長の視点の戦略目標

「地域包括ケア病棟の施設要件とANSの仕組みについて地域包括ケア病棟のスタッフ全員が理解する」という戦略目標を達成するため，看護師長が「地域包括の特徴や使命」「施設基準」について2019年2月末日まで，週1回，毎回30分～1時間を使いレクチャーしました。

また，看護部長は3月と4月の2回，地域包括ケア病棟のスタッフ全員にANSの仕組みと特徴について重点的にレクチャーしました。

しかし，この時点でANSへの理解度は低く，スタッフのほとんどが経験したことのないANSについて，体験しながら仕組みを理解していくしかないように思われました。それでもA病院の他病棟ではすべてANSをすでに導入しており，情報がうまく行き届き仲間意識が形成されていると聞いていたことから，ANSを導入すること自体に抵抗するスタッフはいませんでした。

2) 業務プロセスの視点の戦略目標

「ANSの仕組みを活用して地域包括ケア病棟を円滑に運営する」という戦略目標を達成するため，地域包括ケア病棟プロジェクトの立ち上げを看護部長が2月初旬に行いました。そして，2月中旬に地域包括ケア病棟師長と看護部長が地域包括ケア病棟プロジェクトメンバーを選出しました。

地域包括ケア病棟プロジェクトメンバーは，アメーバ・リーダーとなり，地域包括ケア病棟のメンバーであるアメーバ・リーダーを中心に地域包括ケア病棟の構想と運営について話し合い，地域包括ケア病棟のマニュアルも作成しました。

5. ANSが実際に活用されるまでのプロセスを決める

1) スタッフから疑問点を抽出する

アクションプランを設定した後，スタッフが気になることや不安なことや疑問点などを病棟会で話し合いました。

その結果，次のような疑問点が出され，これらも参考にANSを構築していきました。
・地域包括ケア病棟としてのコンセプトは何か？
・ANSの組織はどうなるのか？
・ANSチームはどのように運営するのか？
・日々のANSの看護業務はどのように行うか？
・ANSの情報の共有化はどのように行うか？
・定時で帰宅するための体制としてANSを活用するにはどうしたらよいか？

・新人の育成方法はどうするか？

・病棟の業務分担はどのようにするか？

・進捗管理はどうするか？

・退院支援業務はどうするか？

・週間予定はどうするか？

2）理想の地域包括ケア病棟をイメージする

　新しい機能を持つ病棟を開設する時は，**どのような病棟にしたいかというイメージ**が必要です。このイメージがなければ，病棟の開設は思うようにいきません。

　例えば，以前当院が開設した回復期リハビリテーション病棟のイメージは「北欧のように，病院であっても家庭の雰囲気を醸し出せる」でした。そのため，家具調度類の色づかいはあえて赤などの原色とし，家庭と同じような雰囲気にしました。患者はナースステーション前の赤色のソファーにゆったりと座り，とても居心地が良さそうでした。

　今回の地域包括ケア病棟開設にあたっても，どのような病棟にしたいのか，**理想の地域包括ケア病棟のイメージ**について話し合いました。スタッフから出されたイメージは，次の内容でした。

・自宅の雰囲気に近い病棟（自宅に帰る前の準備病棟）

・すぐにケアや支援ができる病棟

・患者が必要としていることをすぐに提供できる病棟

・家族の疲労にも対応できる病棟

・リハビリテーションを含めたケアにより，ADLが維持・増進できる病棟

3）病棟の理想のイメージから地域包括ケア病棟のビジョンを考える

　地域包括ケア病棟のスタッフ全員が同じ方向を向きながら看護・介護を提供するため，地域包括ケア病棟のイメージを言語化することが必要だと思い，地域包括ケア病棟のビジョンを作りました。

　決まったビジョンは以下のとおりです。ビジョンは，すぐに思い出せないようでは意味がないため，優れたビジョンの特徴を参考に，**誰にでも分かりやすく，誰にも共感を抱かせる，そして覚えやすい内容**とし，「目に見えやすい」「実現が待望される」「実現可能である」「方向性を示す」「柔軟である」「コミュニケートしやすい」という6つの指標（**表5**）に沿うものとなるよう次のように定めました。

《ビジョン》

患者や家族が安心して在宅に戻れるように親身になって支援する。

表5●優れたビジョンに備わる6つの指標

指標	概要
目に見えやすい	将来の姿がはっきり示されている
実現が待望される	顧客，株主，従業員などステークホルダーの利益が盛り込まれ，それぞれが実現を望むものになっている
実現可能である	ストレッチが必要でもよいが現実的で達成可能である
方向性を示す	メンバーの判断の基準がはっきり示されている
柔軟である	人々を拘束しすぎず，メンバーの自発性を許容している
コミュニケートしやすい	難解なものでなく，理解が容易である

産業能率大学総合研究所ソリューションシステム開発部組織変革研究プロジェクト編著：チェンジ・エージェントが組織を変える組織変革ガイド トップと現場をつなぐ組織変革の実践方法論，P.39，産業能率大学出版部，2007.

4）ANSのモデル病棟として病棟の仕組みをつくる

　ビジョンをあるべき姿として，ANSモデル病棟の仕組みをつくっていくことにしました。新しいスタッフが半数を占めるため，スタッフ全員が**協働できる仕組みを速やかに完成させる**ことがとても大切でした。それができなければ，慣れない病棟業務に対する不満から，大量離職を誘発してしまう危険があったからです。

　また，ANSを導入するにあたっては，不安もありました。なぜなら，ANSは当院独自で開発したものであり，看護師長以外はこの仕組みを熟知していなかったからです。そのため，最初にANSの仕組みを全員に理解してもらうことから始めました。

5）アメーバ・リーダーと統括アメーバ・リーダーを選出する

　ANSの仕組みづくりに当たっては，まずキーマンとなるスタッフ（アメーバ・リーダーと統括アメーバ・リーダー）が重要だと考え，次のように選出しました。
①アメーバ・リーダーの選出
　リッカートの連結ピンモデルでは，マネジメントには連結ピンの役割を果たす上層と下層をつなぐ橋渡しの役割を担う者が重要とされています。ANSにおいてリッカートのピンモデルのピンに相当するのは，アメーバ・リーダーです。

　そこで，看護師長と看護部長で協議しながら，**4人のアメーバ・リーダーを選出**しました。1人目は医療型療養病棟の時から所属していた看護師長代行者，2人目は将来的に介護事業所の起業を希望し急性期一般病棟から異動した者，3人目は新入職者で他院の所属長経験がある者，4人目も同じく新入職者で他院の所属長経験のある者としました。
②統括アメーバ・リーダーの選出
　統括アメーバ・リーダーは**各アメーバ・リーダーのまとめ役**です。性格が温厚でスタッフから慕われている誠実なスタッフを選出しました。選出の条件は，さまざまな情報が統括アメーバ・リーダーを介して看護師長に報告されるため思慮深いこと，看護師長不在時に業務の代行もするため責任感が強いことなどです。

6）アメーバ・メンバーを選出する

次に，アメーバ・リーダーの下位として，副アメーバ・リーダー，アメーバ・メンバー，看護補助アメーバ・メンバーを選出しました。

①副アメーバリーダーの選出

アメーバ・リーダーを決めた後，**アメーバ・リーダーの下に副アメーバリーダー**を決めました。役割は，アメーバ・リーダーの補佐です。

②看護師アメーバ・メンバーの選出

それぞれのアメーバ・リーダーの下に**看護師アメーバ・メンバー**をクリニカルラダーのコンピテンシーを参考に選出しました。

③看護補助アメーバ・メンバーの選出

看護師アメーバ・メンバーの下に看護補助アメーバ・メンバーを選出しました。

7）地域包括ケア病棟の組織図を作る

これで，アメーバ・リーダー，統括アメーバ・リーダー，副アメーバ・リーダー，看護師アメーバ・メンバー，看護補助アメーバ・メンバーが決まりました。次に，組織図を完成させます。

1階層には病棟師長，**2階層**には統括アメーバ・リーダーを含むアメーバ・リーダー，**3階層**にはアメーバ・副リーダー，**4階層**には看護師アメーバ・メンバーと看護補助アメーバ・メンバーとなります。

8）ANS推進者であるアメーバ・リーダーは自チームのメンバーにANSの仕組みを伝達する

地域包括ケア病棟の看護師長からANSについてレクチャーがあったものの，全く新しい看護方式を十分に理解しているとは言えない状況でした。そこで，改めてアメーバ・リーダーがメンバーにANSの仕組みを伝えることにしました。

その際の主な内容は**表6**のとおりです。また，本書の第2章に掲載しているスライドを資料として活用し，説明に用いました。

9）ANSのチーム体制を考える

組織図が完成したら，ANSのチーム体制をつくります。

①アメーバ・チームの受け持ち患者の配分

A：1，2号室，B：3，4号室，C：5，6号室，D：7，8号室というように病床を4分割し，1つのアメーバ・チームが担当する**患者数を8人以下**として，受け持ち患者数が均等となるように割り当てました。

表6 アメーバ・リーダーがレクチャーした内容

1）アメーバ・ナーシング・システム（ANS）とは何か？
全員参加型・小集団方式を取り入れた看護業務と人材育成の両方を兼ね備えた看護方式である。

2）なぜ私たちがANSを必要としているのか？
小規模病院では，これまでの既存看護方式が適応できなくなっているから。

3）ANSのコアとなるフィロソフィーは何か？
アメーバ・チームのメンバーの一人ひとりが人の心を大切にして，同じ看護の目的のために一丸となる。

4）ANSのコンセプトは何か？
①自由自在にアメーバ・チームの大きさが変容する　②小集団を維持する
③全員参加型で一人ひとりが看護の主役となる

5）ANSを導入した看護組織のイメージはどうなるか？
①全員参加型　②OJTの重視　③情報の共有　④エンパワーメント
⑤リーダー教育　⑥ワーク・ライフ・バランス　⑦看護の主役

6）ANSの仕組みはどのようになっているか？
①1つのアメーバ・チームのメンバーは8人以下　②家族のようなチーム
③現場教育（OJT）重視　④情報の共有　⑤病棟全スタッフがチームメンバーの対象

7）ANSの家族のような相互支援体制とはどのようなものか？
成長を支援し合い，助け合いながら生きる家族のようなもの。

8）ANSの特徴：業務，教育，ワーク・ライフ・バランスはどうなっているのか？
「人を育て一生に仕事をし，人生を共に語り合う」イメージで行い，次世代を育てるトレーニングの場でもある。

9）ANSの行動方針・行動目標・行動原則はどうなっているのか？
行動方針：「支持する」「チームで決める」「目標に挑戦する」
行動目標：「全員参加」「信頼・協働」「人材育成」「情報の共有」「相談と対話」「次世代リーダーのトレーニング」
行動原則：「考える」「学習する」「行動する」「支援する」「助けを求める」

10）ANSの運営方法はどうなっているか？
「受け持ち人数」「アメーバ・リーダーの代行」「受け持ち患者」「アメーバ・リーダーの業務」「メンバーの業務」「統括アメーバ・リーダー」

11）ANS委員会とは何か？
「アメーバ・チームの意見を討議」「目標達成の報告」「重要報告事項の伝達」

②担当ANSチームの決定

　　A～Dに分けた病床を担当するアメーバ・チームを決定しました。

③担当の病床A～Dは2週間ごとに順次交代

　　夜勤帯で全般的に患者を把握できるようにするため，**2週間ごとに病床A～Dを順次交代**することにしました。

10) 指示受けリーダー業務体制を決める

ANSのチーム体制を明確にした後，主に医師からの指示受けを業務とする**指示受けリーダーの業務体制**をつくりました。

①指示受けリーダーの役割

各アメーバ・リーダーの中から，交代制で日々の指示受けリーダーを決めました。指示受けリーダーは，医師からの指示受けと各アメーバ・チームへの連絡・伝達を行います。

②副アメーバ・リーダーはアメーバ・リーダーの代行

アメーバ・リーダーが不在の時またはアメーバー・リーダーが指示受けリーダー業務を行う時は，副アメーバ・リーダーがアメーバ・リーダーの役割を代行します。

11) アメーバ・チームで情報共有を密にする仕組みをつくる

ANSの業務内容の仕組みを明確にした後，ANSで最も重要である**情報共有の仕組み**をつくりました。

①アナログによる情報共有

アナログによる情報共有は，**アメーバ・ノート**で行うこととしました。日々の業務について注意することや伝達しなければならない内容は，アメーバ・ノートに書いて伝達します。

②デジタルによる情報共有

デジタルによる情報共有は，スマートフォンや携帯電話を活用して行うこととしました。個人情報漏洩のリスクもあるため，情報の内容によって，次のように3種類のツールを使い分けることに決めました。

個人情報に関係ないもの：LINEの一斉送信

確実に伝えたいが個人情報に関係ないもの：個人へのLINE送信

内容が重要で漏洩リスクが大きいもの：電話連絡

労務管理上，勤務時間外のLINE閲覧については自由裁量としています（スタッフの同意を得ています）。

▶ANSにおける情報伝達方法

具体的な情報伝達の方法は，次のように取り決めました。確実に連絡し，重要な情報が早く全員に伝わるようにしています。

ⅰ 看護師長は，統括アメーバ・リーダーに情報を連絡する

ⅱ 統括アメーバ・リーダーは，ほかのアメーバ・リーダーに連絡する（横の伝達）

ⅲ アメーバ・リーダーは，自分のチーム・メンバーにLINEで一斉送信，または個人へのLINE送信で送る（縦の伝達）

ⅳ アメーバ・メンバーは，自分にLINEが届いたら返信する

アメーバ・リーダーはアメーバ・メンバーからの返信を確認できない場合，電話で確認する

ⅴ　アメーバ・リーダーは，アメーバ・メンバー全員の送信が確認できた時点で，統括アメーバ・リーダーにLINEが届いたことを知らせる

ⅵ　統括アメーバ・リーダーは，アメーバ・リーダーの返信を確認し，看護師長に連絡する

ⅶ　連絡事項のうち，個人情報およびアクシデントなどに関することは，アメーバ・ノートを活用する

③災害時などの緊急連絡網

　災害時の緊急連絡網として，**ANS連絡網**を作成しました。半年に1回，ANS連絡網の運用確認テストを行うこととしました。

12）受け持ち患者体制の仕組みを決める

　情報共有の仕組みを明確にした後，**受け持ち患者体制の仕組み**をつくりました。

①毎日のメンバーは各アメーバ・チームから2人以上が勤務

　地域包括ケア病棟は13対1で運営しています。そのため，日々の患者を受け持つ看護師人数は，急性期一般病棟に比較すると少人数です。そこで，各アメーバ・チームから少なくとも2人が勤務できるようシフトを作成することにしました。

②ダブルチェックはほかのアメーバ・チームと協力して行う

　アメーバ・メンバーが休日などで1人となった場合は，ほかのアメーバ・チームと協力してダブルチェックを行うこととしました。

③ANSの週間業務分担

　次のように取り決めました。

ⅰ　統括アメーバ・リーダーは勤務表に沿って，ANSの週間業務分担を決める

ⅱ　アメーバ・リーダーが1日の業務分担を指示する。アメーバ・リーダーの不在時は副アメーバ・リーダーが行う

④アメーバ・メンバーの急な休みへの対処

　アメーバー・メンバーの急な休みに対応するため，必要時は，柔軟にアメーバ・チーム内だけではなく**横断的にリリーフ**できるようにしました。

13）横の連携で協力して定時で帰宅するための仕組みをつくる

　ANSの受け持ち患者体制の仕組みを明確にした後，協力し合って定時で帰れる**ワーク・ライフ・バランス（WLB）重視の仕組み**を，次のようにつくりました。

ⅰ　業務は午後5時までに終了し，夜勤者に申し送る

ⅱ　午後5時以降は，業務が終了していないスタッフを手伝う

iii 勤務終了時間午後5時30分になったら，業務が終了した者は遠慮なく帰宅する

iv 効率良く業務を行うために看護記録は病室で行う

v 電子カルテ搭載カートを整理するなど，ナースステーションに戻らなくてもよい
　工夫をし，時間を有効に使う

14）アメーバ・チームで小さな目標を決める

　定時で帰れる仕組みを構築した後，**病棟のケアの質を上げる仕組み**を考えました。地域包括ケア病棟のケアの質を向上させるためには，**アメーバ・チーム自ら目標を決め，**一つひとつ達成することが必要だと思います。そこで，小さな目標，言い換えれば肩に力を入れなくても少し頑張れば達成できる目標を決め，アメーバ・チームで取り組んでもらうことにしました。このことが，ほかのアメーバ・チーム間との競争を生み，良い刺激になると考えました。

　アメーバ・チームの目標は，次のように設定しました。

i 毎日，アメーバ・チームでミーティングを行い，アメーバ・チーム内の問題について考える（ケア，アクシデント，スキル，情報伝達，コミュニケーションの問題など）

ii 問題を共有し，アメーバ・チームで状況把握・要因分析をする

iii 上記の2つを踏まえた上で，毎月アメーバ・チームごとに具体的な目標（身の丈目標）を決める

iv どのように取り組むか，アメーバ・チームでアクションプランを立てる

v 実施する

vi できたこと・できなかったこと（その理由）を検討し，評価修正する

15）新人育成はアメーバ・チーム全体で行う

　新人を育成することは，新人が確実に戦力としてアメーバ・チームの利益になることを説明し，チーム全体で取り組んでもらうこととしました。

①プリセプターに任せきりでは，新人が放置されてしまう

　新人の育成は，これまでプリセプターに任せきりの状況でした。そのため，新人からは「プリセプターがいない日は誰に聞いたらよいか分からなくい」という声も出ていました。また，「自分は部署に必要とされていないのではないか」と考えて退職する新人もいました。

②新人の育成はアメーバ全体の仕事という意識

　しかし，これでは効率的に新人を育成することはできません。なぜなら，育てる側と育てられる側には信頼関係がなければならないからです。

　そこで，新人を早く育成して自分たちも楽になるようにと鼓舞し，新人育成はア

メーバ・チーム全体で行うように意識づけし，次のように決めました。

ⅰ 新人のプリセプターは主に副アメーバ・リーダーとする

ⅱ アメーバ・チーム全体で支援する

ⅲ 新人チェックリストを活用し，技術を完全に覚えさせる

16) アメーバ・リーダー育成のための3者面談と　　スタッフの目標面接を行う

看護部長，看護師長との3者面談により，アメーバ・リーダーの承認欲求を満たし，意欲を創出することとしました。また，スタッフに対しては目標管理面接をすることにしました。

①看護部長，看護師長，アメーバ・リーダーの3者面談

人は褒められたいからと意識して頑張っているわけではありませんが，人から褒められると，お世辞や社交辞令と分かっていてもうれしくなり，次も頑張ろうと意欲が出てくるものです。育成には，**承認欲求**を満たすことが必要です。

そこで，ANSの取り組みとして，中小規模病院の規模が小さいという強みを生かして，半期に1回，**看護部長，看護師長，アメーバ・リーダーの3者面談**を実施することとしました。

3者面談では，次のことを確認します。

ⅰ ANSはうまく機能しているか，改善点はあるか

ⅱ 情報共有はうまくいっているか

ⅲ 業務は円滑にできているか

ⅳ 定時で帰宅できているか

ⅴ リーダーシップを発揮できているか

ⅵ メンバーとの信頼関係は構築できているか

ⅶ 今後チームをどのように牽引していきたいか

ⅷ 将来のキャリアはどう考えているか

ⅸ メンバーの中で悩みを抱えていたり，退職希望を出していたりするスタッフはいないか

ⅹ 決められたルールや法令は遵守できているか

ⅺ 安全は守られているか，メンバー同士，事故を防ぐように支援し合っているか

また，メンバー全員に半年に1回，自己点検および他者点検（アメーバ・リーダー）によるANS評価表を記載してもらうこととしました。

②スタッフの目標面接

スタッフの目標管理面接は，看護師長とアメーバ・リーダーの3者で行うこととしました。

17) 在院日数60日以内に対応するための退院支援の仕組みを構築する

　地域包括ケア病棟に転換するまでは医療療養型病棟だったため，自宅での生活が困難な長期療養患者の入院が多く，在院日数も長期化していました。しかし，地域包括ケア病棟は在院日数が最長60日であり，早期に退院支援を開始しなければ，円滑に病棟を運営することが難しいと予測されました。そのため，次のように退院支援の仕組みをつくりました。

①入院当日の退院支援業務

ⅰ　今後の退院支援の方向について検討する

ⅱ　家族面談を行う

ⅲ　退院困難ケースであるか探索する

ⅳ　地域包括ケア病棟にかかわる医療チームにおいて多職種カンファレンスを開催する

ⅴ　入院診療計画書を作成する

ⅵ　入院診療計画書を家族に説明し，同意をもらう

②入院30日目の退院支援業務

ⅰ　今後の支援について社会資源の活用も含めて検討する

ⅱ　ケアマネジャーと密な連携を取る

③入院45日目の退院支援業務

ⅰ　退院前カンファレンスを開き，退院後の生活についての課題を検討する

ⅱ　自宅に試験外出を行う

　　病棟看護師，理学療法士，医療ソーシャルワーカーが試験外出に同行し，在宅療養のイメージを固める。

④退院後の退院支援業務

ⅰ　病棟看護師が家庭訪問をする

ⅱ　何かあった場合は，いつでも支援する旨を伝える

18) 週間予定表を作成し，患者の療養生活を活性化させる

　地域包括ケア病棟は，在宅復帰を準備するための病棟です。そのため，**患者の日常を活性化させ，円滑に退院できるようにする**必要があります。療養生活に楽しみを見いだし，残存能力を再発見するなど，患者の意欲を向上させる仕掛けとして，週間予定表（**表7**）を作成することとしました。

9. 地域包括ケア病棟の現状

　今のところ，ANSを導入した地域包括ケア病棟は順調に運営できており，和気あいあいと助け合いながら仕事をしています。「ANSは，結構うちの病棟に合っていてよいですよ」と，あるアメーバ・リーダーが話していました。そして，驚いたことに，

表7 週間予定表（例）

	午前	午後
月曜日	入浴	
火曜日	集団リハビリテーション	誕生日会
水曜日		絵手紙教室
木曜日	入浴	歌の会
金曜日		アロママッサージ
土曜日		絵手紙教室

図14 ANSを始めて業務や育成の面で改善された点

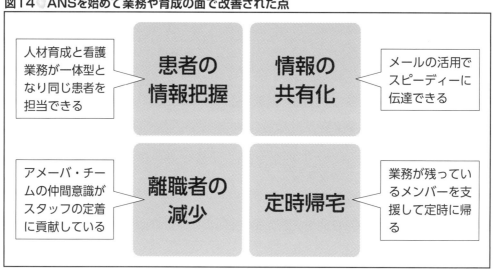

全員が定時で帰宅できるようになっていました。申し送りは午後5時から行いますが，それ以外のスタッフは，仕事が終わっていないスタッフを手伝っています。

ANSの縦の連携もアメーバ・リーダー同士の横の連携も抜群です。また，看護補助者もチームの一員としてしっかり馴染み，チームワークも素晴らしいものです。

改善されたことと困っていること

ANSを導入後，スタッフに聞き取り調査を行いました。以下は，その時のスタッフの声です。

①改善されたこと（図14）

▶人材育成と看護業務が一体型のため，患者の情報把握が楽になった

最初は人材育成を中心に行っていましたが，現在は人材育成と看護業務の両方をアメーバ・チームで行っています。最初は慣れないこともありましたが，最近では同じチームで同じ患者を受け持っているので，患者の把握が楽になりました。以前はその日によって受け持つ患者が異なり情報収集が大変でした。

▶**情報共有により伝達ミスによるアクシデントが減少した**

　個人情報に関するもの以外は電子メールを活用して情報を共有しているので，スピーディーに伝達できています。以前は夜勤専従のスタッフに情報が伝わらず薬剤に関するアクシデントが発生したこともありましたが，今は情報の伝達ミスによるアクシデントはなくなりました。

▶**定時で帰宅できるようになった**

　午後5時以降になると，業務が終わっていないアメーバ・メンバーをチーム内で援助しているので，以前は難しかった定時の帰宅ができるようになりました。

▶**アメーバ・チームとして固定することで仲間意識が芽生え離職者が少なくなった**

　新メンバーの入職が決定すると，どのアメーバ・チームに入るかを明確にしています。そして，きちんとプリセプターを配置すると共に，アメーバ・チーム全体で支援するようになりました。また，個々のアメーバ・チーム内では，自分のチームから「離職者を出すまいとする機運」が自然に発生してきました。

②困っていること

▶**アメーバ・ノートの活用**

　メール以外にアメーバ・ノートを活用していますが，ノートに患者の情報を書くのに時間がかかっているので困っています。また，電子カルテと重複する部分もあり，何をどうすればよいのか悩んでいます。

　これに対しては，「電子カルテに書いてあることを重複して書く必要はないと思います。ケアの継続性として『今日はここまでやったから，明日はこのケアをしてほしい』『退院支援の方向はこういうふうになっている』『こういう問題が発生した』など，重要なことの伝達に活用してみてはどうでしょうか？」という意見が交わされました。

＊　　　＊　　　＊

　最近では，ほかのアメーバ・チームの活動状況を知ることにより，自分のアメーバ・チームにも取り入れ改善していくというグループダイナミックスが出てきたように感じています。

10. ANS導入後に見えてきた成果と課題

　ANSは，小集団，全員参加型，看護業務と人材育成の一体型という特徴を持つことから，アメーバ・チーム内で相互支援がうまく働いたことが成功の大きな要因であると考えます。

　そこで，ANSを導入した地域包括ケア病棟の全スタッフを対象にアメーバ・チームのリーダーシップやチーム内の支援体制，コミュニケーション，情報の共有化，人材育成などについてアンケート調査を実施しました。その詳細と結果を**図15**にまとめます。

図15 ANS導入後のアンケート調査

1．方法

1）**調査対象**　A病院地域包括ケア病棟に勤務する全スタッフ
　　　　　　　　看護師13人，准看護師6人，補助者11人

2）**調査期間**　2019年7月1日〜8月末日

3）**質問項目の抽出**　過去の看護方式のチームワークに関する文献を参考に質問項目を作成した。

4）**データ収集方法**　質問紙を作成し，全スタッフに配布。アンケートの回答は自由意思とし，病棟設置の返信箱に投函をもってアンケート調査協力の同意とした。

5）**分析方法**　統計処理は調査用紙の各細目への回答に関して記述統計とした。

2．結果

　地域包括ケア病棟のスタッフ30人に配布⇒回答用紙5割以上未記入のものを削除後，26人の回答を採用（有効回答率86.7％）。

| 職種 | 看護師
准看護師
看護補助 | 11人
6人
9人 | 雇用形態 | 常勤
非常勤
無回答 | 1人
12人
2人 | 勤務形態 | 日勤のみ
日勤と夜勤
夜勤専従
その他
無回答 | 10人
9人
2人
1人
4人 | 最終学歴 | 大学卒
短期大学卒
看護専門学校卒
准看護学校卒
その他 | 1人
1人
14人
4人
6人 |
| 職位 | 看護師長
スタッフ | 1人
25人 | 性別 | 男性
女性 | 5人
21人 | | | | | | |

| 年齢 | 25歳以上30歳未満
30歳以上35歳未満
35歳以上40歳未満
40歳以上50歳未満
50歳以上 | 4人
1人
3人
9人
9人 | 臨床経験年数 | 1年未満
1年以上2年未満
2年以上3年未満
3年以上5年未満
5年以上10年未満
10年以上 | 4人
4人
1人
2人
4人
15人 | 現在の病院での臨床経験 | 1年未満
1年以上3年未満
3年以上5年未満
5年以上
無回答 | 8人
9人
1人
6人
2人 |

3．アンケート内容

Q．今まで経験したことのある看護方式と良かったと思った看護方式は何ですか？

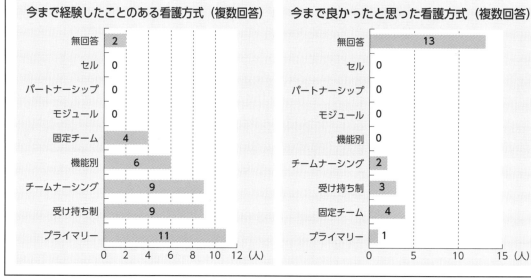

今まで経験したことのある看護方式（複数回答）

今まで良かったと思った看護方式（複数回答）

Q. ANSを導入することへ不安はありましたか？ また導入後はどうでしたか？

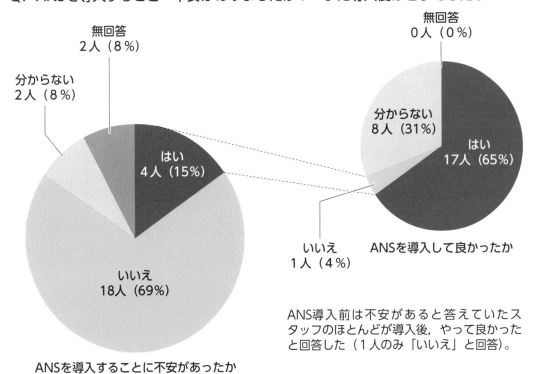

ANSを導入することに不安があったか

ANSを導入して良かったか

ANS導入前は不安があると答えていたスタッフのほとんどが導入後，やって良かったと回答した（1人のみ「いいえ」と回答）。

Q. ANSによる看護の質向上活動について教えてください。

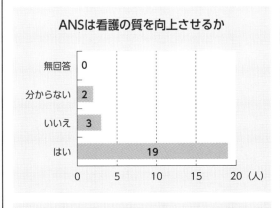

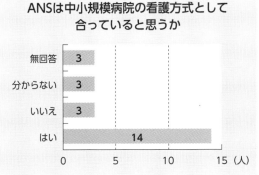

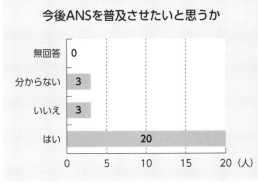

ANSは「看護の質を向上させる」「中小規模病院の看護方式に合っている」「今後普及させたい」と過半数以上が回答した。
理由：チーム対応の基本行動が限られたスタッフでも人材育成などを可能にする

Q. ANSの組織構造について教えてください。

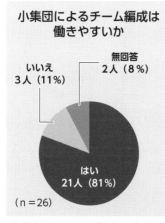

小集団によるチーム編成は
働きやすいか

いいえ 3人（11%）
無回答 2人（8%）
はい 21人（81%）
（n＝26）

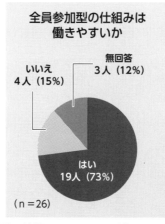

全員参加型の仕組みは
働きやすいか

いいえ 4人（15%）
無回答 3人（12%）
はい 19人（73%）
（n＝26）

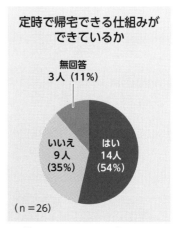

定時で帰宅できる仕組みが
できているか

無回答 3人（11%）
いいえ 9人（35%）
はい 14人（54%）
（n＝26）

小集団のチーム編成と全員参加型の仕組みについては働きやすいと回答したスタッフが多かったが，定時で帰宅できる仕組みの構築については，「はい」と回答したのは54％と若干低い数値だった。

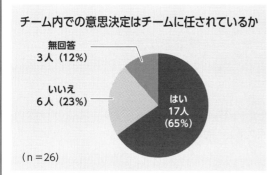

チーム内での意思決定はチームに任されているか

無回答 3人（12%）
いいえ 6人（23%）
はい 17人（65%）
（n＝26）

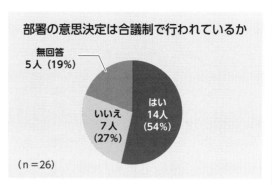

部署の意思決定は合議制で行われているか

無回答 5人（19%）
いいえ 7人（27%）
はい 14人（54%）
（n＝26）

「チーム内の意思決定はチームに任されている」「部署の意思決定は合議制で行われている」と多くのスタッフが回答。
組織構造に関する質問で「はい」と回答した人が多かったのは，1位小集団，2位全員参加，3位意思決定がチームに任されている。4位定時で帰る仕組みの順。合議制は最も少なかった。

Q. ANSのリーダーシップについて教えてください。

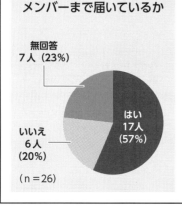

アメーバ・リーダーの指示は
メンバーまで届いているか

無回答 7人（23%）
いいえ 6人（20%）
はい 17人（57%）
（n＝26）

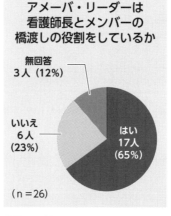

アメーバ・リーダーは
看護師長とメンバーの
橋渡しの役割をしているか

無回答 3人（12%）
いいえ 6人（23%）
はい 17人（65%）
（n＝26）

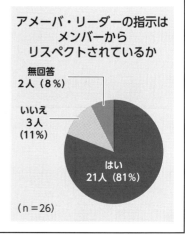

アメーバ・リーダーの指示は
メンバーから
リスペクトされているか

無回答 2人（8%）
いいえ 3人（11%）
はい 21人（81%）
（n＝26）

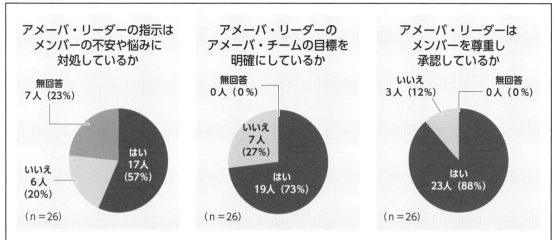

1位メンバーを尊重・承認，2位メンバーからのリスペクト，3位アメーバ・チームの目標を明確の順に高位を占めている。指示がメンバーまで届いている，メンバーの悩みや不安に対処が最も低位であった。

Q. ANSのチームワーク・支援体制について教えてください。

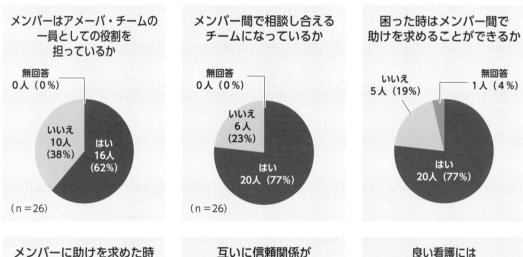

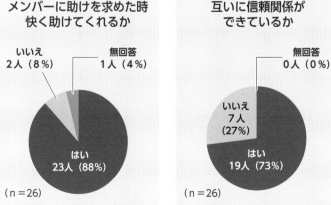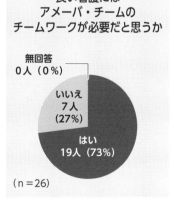

1位がメンバー間で助けてくれる，2位相談し合える，助けを求めることができる，アメーバ・チーム内での役割を担っているが低位であった。

Q. ANSの情報の共有化とコミュニケーションについて教えてください。

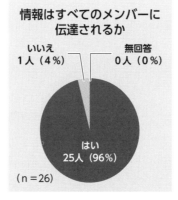

新しい情報が速やかに伝達されるか
いいえ 1人（4%）　無回答 0人（0%）
はい 25人（96%）
（n＝26）

情報はすべてのメンバーに伝達されるか
いいえ 1人（4%）　無回答 0人（0%）
はい 25人（96%）
（n＝26）

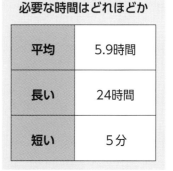

情報が伝達するのに必要な時間はどれほどか

平均	5.9時間
長い	24時間
短い	5分

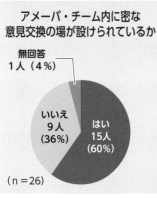

アメーバ・チーム内に密な意見交換の場が設けられているか
無回答 1人（4%）
いいえ 9人（36%）
はい 15人（60%）
（n＝26）

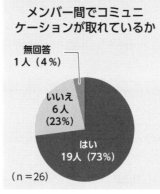

メンバー間でコミュニケーションが取れているか
無回答 1人（4%）
いいえ 6人（23%）
はい 19人（73%）
（n＝26）

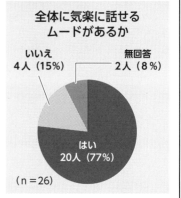

全体に気楽に話せるムードがあるか
いいえ 4人（15%）　無回答 2人（8%）
はい 20人（77%）
（n＝26）

大半のスタッフが新しい情報は速やかに伝達され，全員に伝達されていると回答。伝達時間は平均5.9時間。一方，密な意見交換ができているかについては6割に留まった。

Q. ANSの人材育成について教えてください。

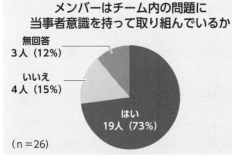

メンバーはチーム内の問題に当事者意識を持って取り組んでいるか
無回答 3人（12%）
いいえ 4人（15%）
はい 19人（73%）
（n＝26）

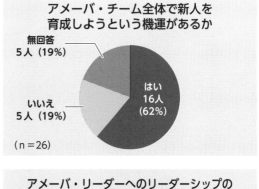

アメーバ・チーム全体で新人を育成しようという機運があるか
無回答 5人（19%）
いいえ 5人（19%）
はい 16人（62%）
（n＝26）

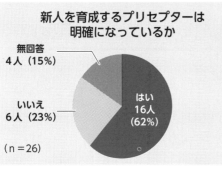

新人を育成するプリセプターは明確になっているか
無回答 4人（15%）
いいえ 6人（23%）
はい 16人（62%）
（n＝26）

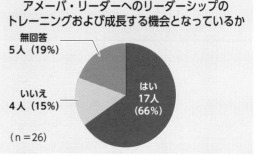

アメーバ・リーダーへのリーダーシップのトレーニングおよび成長する機会となっているか
無回答 5人（19%）
いいえ 4人（15%）
はい 17人（66%）
（n＝26）

図15の続き

Q．ANSの看護ケアへのモチベーションについて教えてください。

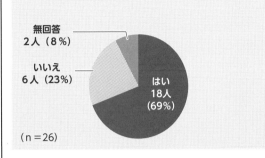

自分のアメーバ・チームは看護ケアに対して
同じ目標に一丸となって取り組んでいるか

無回答
2人（8％）

いいえ
6人（23％）

はい
18人
（69％）

（n＝26）

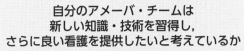
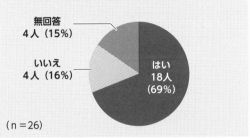

自分のアメーバ・チームは
新しい知識・技術を習得し，
さらに良い看護を提供したいと考えているか

無回答
4人（15％）

いいえ
4人（16％）

はい
18人
（69％）

（n＝26）

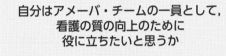
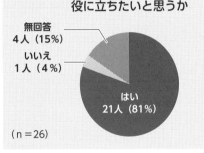

自分はアメーバ・チームの一員として，
看護の質の向上のために
役に立ちたいと思うか

無回答
4人（15％）

いいえ
1人（4％）

はい
21人（81％）

（n＝26）

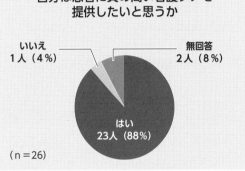

自分は患者に質の高い看護ケアを
提供したいと思うか

いいえ
1人（4％）

無回答
2人（8％）

はい
23人（88％）

（n＝26）

8割以上のスタッフがチームのために役に立ちたい，質の高い看護ケアを提供したいと考えているが，実際のチームは目標に一丸となって取り組んだり，知識技術を積極的に学ぼうとしたりしているのは7割に留まっている。

Q．ANSの看護についての自己効力感について教えてください。

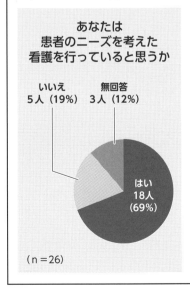

あなたは
患者のニーズを考えた
看護を行っていると思うか

いいえ
5人（19％）

無回答
3人（12％）

はい
18人
（69％）

（n＝26）

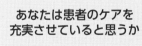
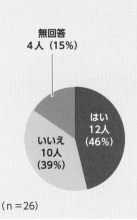

あなたは患者のケアを
充実させていると思うか

無回答
4人（15％）

はい
12人
（46％）

いいえ
10人
（39％）

（n＝26）

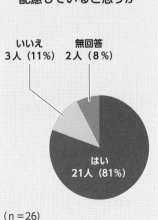

あなたは患者の安全に
配慮していると思うか

いいえ
3人（11％）

無回答
2人（8％）

はい
21人（81％）

（n＝26）

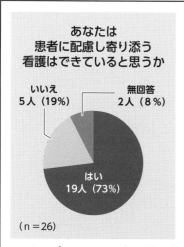

あなたは
患者に配慮し寄り添う
看護はできていると思うか

いいえ 5人（19%）
無回答 2人（8%）
はい 19人（73%）
（n＝26）

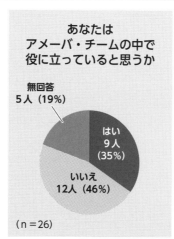

あなたは
アメーバ・チームの中で
役に立っていると思うか

無回答 5人（19%）
はい 9人（35%）
いいえ 12人（46%）
（n＝26）

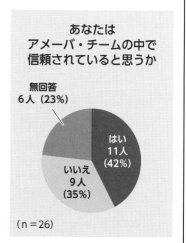

あなたは
アメーバ・チームの中で
信頼されていると思うか

無回答 6人（23%）
はい 11人（42%）
いいえ 9人（35%）
（n＝26）

アメーバ・チームの中で役に立っている・信頼されている・患者のケアを充実させているなどの自信につながる自己効力感が低い。

Q. ANSの職務満足度について教えてください。

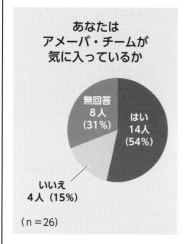

あなたは
アメーバ・チームが
気に入っているか

無回答 8人（31%）
はい 14人（54%）
いいえ 4人（15%）
（n＝26）

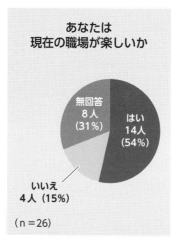

あなたは
現在の職場が楽しいか

無回答 8人（31%）
はい 14人（54%）
いいえ 4人（15%）
（n＝26）

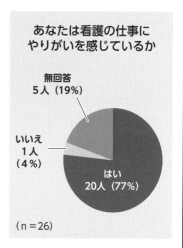

あなたは看護の仕事に
やりがいを感じているか

無回答 5人（19%）
いいえ 1人（4%）
はい 20人（77%）
（n＝26）

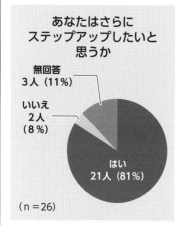

あなたはさらに
ステップアップしたいと
思うか

無回答 3人（11%）
いいえ 2人（8%）
はい 21人（81%）
（n＝26）

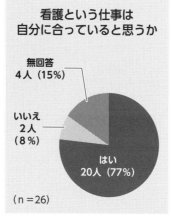

看護という仕事は
自分に合っていると思うか

無回答 4人（15%）
いいえ 2人（8%）
はい 20人（77%）
（n＝26）

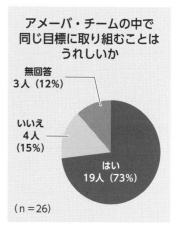

アメーバ・チームの中で
同じ目標に取り組むことは
うれしいか

無回答 3人（12%）
いいえ 4人（15%）
はい 19人（73%）
（n＝26）

過半数以上のスタッフが現在のANSが気に入っている，現在の職場で働くことが楽しいと答え，アメーバ・チームで同じ目標に取り組むことは楽しいと回答した。

4．自由記載欄からの感想・意見

1）チームワークについて
- 分からないことを誰に尋ねたらよいか明確になり，安心して働ける。
- 1人ではなく仲間がいるという心強さが助けになる。
- 日々の仕事のつながりや助け合いを通じてアメーバ・チームのチームワークを築きやすい。

2）コミュニケーションについて
- 仕事もプライベートも密着度の強い関係が築きやすくなっている。
- スタッフの思いや悩みなどアメーバ・リーダーが聞いてくれたり，同じチームのメンバーが聞いてくれたりするので，以前のチームナーシングの時より，自分たちの考えが吸い上げられるようになったと思う。

3）情報の共有化について
- 情報の伝達速度が速いので，問題が発生した時などは迅速に対応できるようになった。
- アメーバ・チーム内で情報を正確に共有できるようになった。
- これまで看護補助者にはほとんど情報が届かず，そのためのミスもあったが，ANSになってからは情報が末端にまで届くようになった。

4）自己効力感（主体的行動）について
- アメーバ・チームの一員としての役割があるので，自覚を持ってアメーバ・チームに貢献できるように行動したいという気持ちが出てきた。

アンケート調査の考察

①地域包括ケア病棟にANSを導入した成果

▶小集団方式・全員参加型がアメーバ・チームの連帯感を創出

　ANS導入に当たって，これまで経験したことのない看護方式ということで不安を少なからず抱いていたスタッフのほとんどでしたが，導入後はその多くがANSにして良かったと回答していました。また，半数以上がANSを気に入っており，ANS導入後に職場が楽しくなったと回答していました。

　これは，ANSのコンセプトである小集団方式・全員参加型による一人ひとりが看護主役という意識が全員で一緒に考え，問題に立ち向かうという連帯感を生み出していたためと考えます。

▶徹底した情報共有がつながりを紡ぐ

　情報共有については，アメーバ・チームのメンバー全員に情報が漏れなく伝達されると9割以上が回答していました。その伝達平均時間は約5.9時間でした。そして，かつては看護補助者に伝達されないこともありましたが，職種に関係なくすべてのスタッフに公平に伝達されるようになりました。

　これは，常勤・非常勤などの勤務形態や，看護職・介護職・事務職と言った職種に関係なく，情報を共有していることが親近感や信頼関係の構築につながり，職場における所属の欲求を満たしていったと考えます。

▶相談し合える・助け合える相互支援体制

　ANS導入後は，困った時に助けを求め，それに対して助けてくれる体制ができ，それが仕事の安心感につながっていると回答していました。また，アメーバ・チームに所属していることが心強く，守られているという印象を持っていました。一方で，助けてもらえたといった恩恵に対し，自分もアメーバ・チームの一員として役に立ちたいという意識を持って働いていることが分かりました。

　これらのことから，ANSを導入したことで，アメーバ・チーム内に助け合いなどの相互交流による支援体制が構築されたと考えられます。

②地域包括ケア病棟へANS導入後の課題

▶看護ケアに対する満足度

　患者に満足してもらえるケアを提供したいと考えながらも，日々の忙しい業務の中では，週2回の入浴，毎日の清拭，口腔ケアのような日常的ケアに留まっていることに不満を持っていました。リハビリテーションを必要とする患者に対しても理学療法士任せのことが多く，もっと楽しい療養生活が送れるように支援したいという思いがありました。アメーバ・チームのカンファレンスを充実させ，看護問題の発見や目標達成のための取り組みを話し合うことにも取り組む必要があります。

▶人材育成

　新人や中途採用者から，誰に聞けばよいのか明確になったという声やアメーバ・チーム全体で温かく支援してもらっているなどの声がある一方で，育成する立場にあるスタッフはまだうまく業務を伝えることができないなど，育成者としての力量を不甲斐なく思っていることも分かりました。アメーバ・チームのメンバーと一緒に成長するように肩に力を入れず，共に頑張ることが必要だと考えます。

▶アメーバ・リーダーのリーダーシップ

　アメーバ・リーダーは，集団を束ね，同じ方向に導いていくことを初めて体験しており，戸惑いや不安を常に抱えているようです。思うようにできなかった時は，メンバーに対して自分がリーダーで申し訳ないという思いも持っていることもありました。今後は，さらにアメーバ・リーダーが自信を持って仕事ができるようにリーダーとしての育成教育を行う必要があります。

まとめ

　地域包括ケア病棟を開設するに当たり，A病院独自の看護方式であるANSを採用し，最初は不安もありましたが「アメーバ・チームのメンバーの一人ひとりが人の心を大事にして，同じ看護の目的に一丸となる」というフィロソフィーに共感し，新設された地域包括ケア病棟を円滑に機能させることに寄与していたと考えます。

ANS導入時に役立つ
資料集
【ダウンロードシート】

ANSを理解し，実際に導入する際に活用できるものを
まとめて紹介します。

1. CHAPTER1〜5

ANSとはどのような看護方式なのかがANSを初めて
知った人でも分かるように，ANSの基本をまとめていま
す。ANS導入時に活用していただくとよいでしょう。

2. ANS導入の際に役立つシートとその活用法

ここに掲載しているシートは，すべて日総研ホームページの特設
サイトからPDFデータをダウンロードできます。詳しくはP.10を
ご覧ください。

看護界には新しい看護方式が求められている!

[　　　] の中に用語を補いながら理解を深めていきましょう!

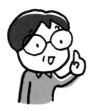

看護界の環境はどのように変化しているのか?

少子高齢化→医療財源の減少・新型ウイルスの脅威

効率的・効果的医療の展開→地域医療構想・地域包括ケアシステム

診療報酬・介護報酬改定,医療整備計画 グローバル的変化

絶えず環境は変化し,そのスピードは速くなっている

医療のレッドオーシャン*はさらに存続のため競争が激化

*レッドオーシャン:競合他社がひしめき合い消耗戦が繰り広げられている市場

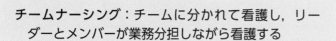
従来の代表的な看護方式と現状

プライマリーナーシング:入院から退院まで一人のナースが責任を持って看護する

チームナーシング:チームに分かれて看護し,リーダーとメンバーが業務分担しながら看護する

- 看護はその日暮らし
- 孤独なJob
- 継続看護が実現できない

新看護方式 [　　　　　　　　　　　　]

今の時代に合った看護方式が必要

正解はP.202

CHAPTER2
ANSの定義・フィロソフィー・コンセプト

［　　　］の中に用語を補いながら理解を深めていきましょう！

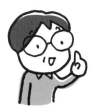

ANS開発のヒントは何？ 『アメーバ経営』

「アメーバ経営」とは？

小集団・全員参加型経営

・人（ヒト）が管理できる人数は8人まで
・経営者意識をいかに持たせるかが鍵

ANSの定義

小集団による［　　　］で，
看護業務と人材育成を
同時に成立させる看護方式

ANSのフィロソフィーとコンセプト

フィロソフィーは？ アメーバ・チームのメンバーの一人ひとりが人の心を大事にして，同じ看護の目的のために一丸となる（看護の主役）

コンセプトは？ アメーバのように自由自在に分裂
小集団
全員参加で一人ひとりの看護師が看護の主役

正解はP.202

ANSが目指すイメージは？

［　　　］の中に用語を補いながら理解を深めていきましょう！

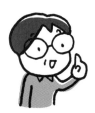

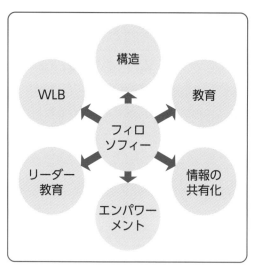

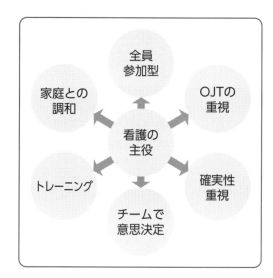

リッカートの
「集団参加型システムの3原則」がベース

行動方針・行動目標・行動原則

行動方針は？ ➡ 支持的関係・集団的意思決定・高い業績目標

行動目標は？ ➡ 全員参加型・信頼関係／協働・人材育成・情報の伝達・相談と対話
次世代リーダーのトレーニング

行動原則は？ ➡ 考える・［　　　　　］・［　　　　　］・支援する・助けを求める

正解はP.202

200

ANSの仕組み

［　　　　　］の中に用語を補いながら理解を深めていきましょう！

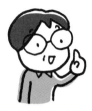

| ANSの仕組みは何？ | | アメーバというチームで業務も人材育成も共に行う |

1. チームのメンバー数は常に5〜8人を維持
2. 主体的に支え合いながら業務を行う
3. アメーバ・チーム全体で新人教育も行う
4. 徹底した情報の共有化
5. 看護補助者や夜勤専従看護師もアメーバ・チームのメンバー
6. アメーバ・リーダーが橋渡しの役割を担う

【イメージ】
人を育て一緒に仕事をして人生を共に語り合う

1. 全員参加型	• 当事者意識　　　　　• ［　　　　　］方式 • チーム内の役割が明確
2. 人材育成	• ラダー順位の明確化　　• 新人育成の仕組み • 新技術のタイムリーな伝達
3. 支援制度	• 心の通い合うコミュニケーション • 同じ目的を持った仲間　　• 助け合えるチーム
4. リーダー育成	• リーダーの明確化　　　　• 次のリーダーの明確化 • リーダーのトレーニング　• リーダーを順次育成 • アメーバ・リーダーの切磋琢磨 • アメーバ・リーダーの包容力育成
5. チームワーク	• 連携のとれる仕組み　　　• 情報伝達体制（連絡網）
6. フィロソフィー	• 人材育成ビジョン　• 人材育成像　• ANSへの誇り
7. アメーバ成果制度	• 同じ目標に取り組む　　　• 改善課題に取り組む • 評価・承認・表彰

正解はP.202

ANS導入の順序

［　　　］の中に用語を補いながら理解を深めていきましょう！

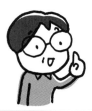

| ANS導入のプロセス | | ANSの導入が本当に必要か吟味することから始める |

| ①佐藤式問題意識チェックシート⇒問題の深堀
②SWOT分析＋クロスSWOT⇒戦略の明確化
③BSC（戦略目標＋スコアカード） | | アクションプランでは変革理論を活用し，プロジェクトで行った方が導入しやすい。 |

ANSの知識の理解		ANSの定義，フィロソフィー，コンセプト，仕組み，運用などについて大枠を理解させる。
ANSプロジェクトの開設		・ANSの必要性の危機意識の醸成を図る。 ・ANSプロジェクトの開設を宣言する。病棟の運営について決定する。
［　　　］の選出		ANSプロジェクトの推進リーダーであるアメーバ・リーダーを選出する。
メンバーの選出		メンバーを決め，メンバーの中から副アメーバ・リーダーを選出する。
アメーバ連絡網を作成		アメーバ連絡網をつくり，いつでも末端まで情報が伝達される体制をつくる。
ANS業務分担		部署で部屋ごとに担当するアメーバ・チームを決定する。
チーム内のANS運用		・アメーバ・チーム内でANSの運用について確認する。 ・部署の看護業務を各チームでローテーションしながら行う。

正解はP.202

CHAPTER1〜5の正解
1．アメーバ・ナーシング・システム（ANS）　　2．全員参加型　　3．学習する，実践する
4．小集団　　　　　　　　　　　　　　　　　　5．アメーバ・リーダー

●自部署のANS組織化の準備

①部署で起こっている問題を明確にする

　ANSを導入する場合，導入することを決定するだけではなく，部署で起こっている問題がANSを導入すれば本当に解決できるのか吟味する必要があります。それを佐藤式問題意識チェックシートで簡便に確認してみましょう。

気づき／看護で気にかかること 直感的に，何かいつもと違うと感じていることを書きます。	背景／環境は何が変わったか？ 不具合としての問題が生じる時は環境の変化があるはずです。 どのような環境の変化があったのかを書きます。
起こっている看護問題は何か？ 起こっている現象としての看護問題は何でしょうか？　具体的に書きましょう。 例：大量離職，アクシデント事故の増加	問題発生の要因は何か？ 起こっている問題には要因があるはずです。その要因を書き出しましょう。 ロジックツリーを活用することをお勧めします。
看護上の部署の課題は何か？ あるべき姿と現状の差が課題となります。 課題を書きましょう。	看護のあるべき姿は？ 自分が理想としている看護は何でしょうか？ 理想としている看護のあるべき姿について書きましょう。

◆佐藤式問題意識チェックシートで部署の課題を明確にしてみましょう。

気づき／看護で気にかかること	背景／環境は何が変わったか？
起こっている看護問題は何か？	問題発生の要因は何か？
看護上の部署の課題は何か？	看護のあるべき姿は？

②自部署の強み・弱み・機会・脅威を分析する

◆以下の手順で，記入してみましょう。

1）自組織の理念・看護部目標を確認する。

2）今回取り組む目的や意義に沿った内容とする。

3）**強みと弱みをリストアップする。**

4）例えば看護実践能力の高い看護師がいて，それが自組織にとって**プラス要因で あれば「強み」**に書く。

5）例えば看護師の定着率が悪いという問題があって，それが**マイナス要因であれ ば「弱み」**に書く。

6）「強み」と「弱み」は現在軸で考える。

7）1つの現象には「強み」の側面と「弱み」の側面があるので，無理に分けよう とせず，両方に入れればよい。

8）「強み」「弱み」は，ヒト・モノ・カネ・情報などをイメージすると考えやすい。

9）自組織以外のことで強みと思われることを「機会」，「弱み」と考えられること を「脅威」としてとらえる。

10）例えば，近隣に老健施設の建設予定があって，それがプラス要因であれば，「機 会」に書く。

11）例えば，近隣に大病院の建設予定があって，それがマイナス要因であれば，「脅 威」に書く。

12）「機会」「脅威」は，将来の時間軸で考える。

13）「機会」「脅威」はマクロ的視点と競合のことをイメージすると考えやすい。

14）単語だけでは後で分からなくなることがあるので，簡潔に箇条書きにする。

15）内容が似ているものは，集めて名前をつける。

◆自部署を分析してみましょう。

強み：＿＿＿＿＿＿＿＿＿＿＿＿＿＿＿＿＿＿＿＿＿＿＿＿＿＿＿＿＿＿＿
　　　＿＿＿＿＿＿＿＿＿＿＿＿＿＿＿＿＿＿＿＿＿＿＿＿＿＿＿＿＿＿＿

弱み：＿＿＿＿＿＿＿＿＿＿＿＿＿＿＿＿＿＿＿＿＿＿＿＿＿＿＿＿＿＿＿
　　　＿＿＿＿＿＿＿＿＿＿＿＿＿＿＿＿＿＿＿＿＿＿＿＿＿＿＿＿＿＿＿

機会：＿＿＿＿＿＿＿＿＿＿＿＿＿＿＿＿＿＿＿＿＿＿＿＿＿＿＿＿＿＿＿
　　　＿＿＿＿＿＿＿＿＿＿＿＿＿＿＿＿＿＿＿＿＿＿＿＿＿＿＿＿＿＿＿

脅威：＿＿＿＿＿＿＿＿＿＿＿＿＿＿＿＿＿＿＿＿＿＿＿＿＿＿＿＿＿＿＿
　　　＿＿＿＿＿＿＿＿＿＿＿＿＿＿＿＿＿＿＿＿＿＿＿＿＿＿＿＿＿＿＿

③自部署の戦略を考える

戦略は，次の4つです。

> ・積極的戦略：ANSの導入により，強みを強化し機会をとらえる
> ・差別化戦略：ANSの導入により，強みを強化し脅威に備える
> ・弱み克服策：ANSの導入により，弱みを克服し機会をとらえる
> ・最悪回避策・撤退：ANSの導入により，弱みを克服し脅威に備える

◆以下の説明を参考に，書いてみましょう。

▶**積極的戦略：SO戦略（強み×機会）**

積極的戦略は，「強み」×「機会」の戦略である。プラスにプラスを掛け合わせるので最強の戦略となる。表現方法は，【強みを強化し，機会を最大限にとらえる】である。

▶**差別化戦略：ST戦略（強み×脅威）**

差別化戦略は，「強み」×「脅威」の戦略である。プラスにマイナスを掛け合わせる差別化の戦略となる。表現方法は【強みで脅威を最小限】にするとなる。強みで脅威を抑え込む戦略である。

▶**弱み克服策：WO戦略（弱み×機会）**

弱み克服策は，「弱み」×「機会」の戦略となる。マイナスにプラスを掛け合わせる克服戦略である。表現方法は，【機会を最大限に活かし，弱みを克服する】となる。機会を転機にして，弱みを克服する戦略である。

▶**最悪事態回避策・撤退：WT戦略（弱み×脅威）**

最悪事態回避策または撤退は，「弱み」×「脅威」の戦略である。マイナスにマイナスを掛け合わせ被害を最小限にくい止める戦略である。表現方法は，【弱みを最小限にして脅威に備える】となる。これ以上「弱み」が拡大し，最悪事態にならないように阻止する戦略である。

〈自部署の戦略を考える〉

積極的戦略：＿＿＿＿＿＿＿＿＿＿＿＿＿＿＿＿＿＿＿＿＿＿＿＿

差別化戦略：＿＿＿＿＿＿＿＿＿＿＿＿＿＿＿＿＿＿＿＿＿＿＿＿

弱み克服策：＿＿＿＿＿＿＿＿＿＿＿＿＿＿＿＿＿＿＿＿＿＿＿＿

最悪回避策・撤退：＿＿＿＿＿＿＿＿＿＿＿＿＿＿＿＿＿＿＿＿

◆4つの戦略のうち，1つの戦略に絞るとしたらどれになりますか？

＿＿＿＿＿＿＿＿＿＿＿＿＿＿＿＿＿＿＿＿＿＿＿＿＿戦略

④自部署の戦略マップ（戦略シナリオ）を作る

戦略の実行には戦略の可視化が必要です。ここでは，バランストスコアカード（BSC）で考えてみましょう。

・３つの戦略目標を考えます。（ここでは，看護上の問題のため，外部顧客および財務の視点は考えていません）

・戦略目標のストーリーを考えます。学習と成長の視点ができれば，業務プロセスの視点ができ，業務プロセスの視点ができれば内部顧客の視点ができ，その結果，戦略テーマが達成できるというイメージです。

◆以下の説明を参考にし，書いてみましょう。

戦略マップは，戦略を可視化するものです。１）〜５）の手順で進めます。

１）SWOT分析／クロスSWOT分析で戦略を決める。

２）戦略を達成するための**戦略目標**を決める。

３）戦略目標の**因果関係**を可視化する。学習と成長の視点ができれば，業務プロセスの視点ができ，業務プロセスの視点ができれば，内部顧客の視点ができ，内部顧客の視点ができれば，その結果，戦略テーマが達成できるように連鎖を考える。

４）戦略のシナリオを明確にする。

５）①学習と成長の視点，②業務プロセスの視点，③内部顧客の視点までを矢印でつなぎ，戦略目標達成までの道筋を明らかにする。

１）「学習と成長」「業務プロセス」「内部顧客」の３視点から戦略目標を考える

・「学習と成長」の視点の戦略目標：＿＿＿＿＿＿＿＿＿＿＿＿＿＿＿＿

・「業務プロセス」の視点の戦略目標：＿＿＿＿＿＿＿＿＿＿＿＿＿＿＿

・「内部顧客」の視点の戦略目標：＿＿＿＿＿＿＿＿＿＿＿＿＿＿＿＿

２）戦略のシナリオ（達成のストーリーを作る）

①学習と成長の視点として戦略目標

＿＿＿＿＿＿＿＿＿＿＿＿＿＿＿＿＿＿＿＿＿＿＿＿＿＿＿＿＿＿＿＿＿

⬇

②業務プロセスの視点としての戦略目標

＿＿＿＿＿＿＿＿＿＿＿＿＿＿＿＿＿＿＿＿＿＿＿＿＿＿＿＿＿＿＿＿＿

⬇

③内部顧客の視点としての戦略目標

＿＿＿＿＿＿＿＿＿＿＿＿＿＿＿＿＿＿＿＿＿＿＿＿＿＿＿＿＿＿＿＿＿

⬇

このことにより，「＿＿＿＿＿＿戦略【　　　　　　　　　　　　】」を達成するというシナリオを考える。

---

⑤病棟のアクションプランを立てる

戦略のシナリオを具現化するため,「何をするのか?」「誰がするのか?」「いつするのか?」を明確にする必要があります。

◆以下の説明を参考に,書いてみましょう。

アクションプランとは,いつ,誰が,何をするなどを具体的に書いたものです。6W3H1Gで考えるとよいでしょう。

①Why:なぜ
②When:いつ
③Where:どこで
④What:何を
⑤Whom:誰に
⑥Who:誰が
⑦How:どのように
⑧How much:いくらで
⑨How long:どのくらいの期間に
⑩Goal:明確な数値目標

---

1)学習と成長の視点の戦略目標

_____

アクションプラン❶

何を:_____する

誰が:_____が

いつ:_____までに

アクションプラン❷

何を:_____する

誰が:_____が

いつ:_____までに

アクションプラン❸

何を:_____する

誰が:_____が

いつ:_____までに

2) 業務プロセスの視点の戦略

アクションプラン❶
何を：_____する
誰が：_____が
いつ：_____までに

アクションプラン❷
何を：_____する
誰が：_____が
いつ：_____までに

アクションプラン❸
何を：_____する
誰が：_____が
いつ：_____までに

アクションプラン❹
何を：_____する
誰が：_____が
いつ：_____までに

3) 内部顧客の視点の戦略

アクションプラン❶
何を：_____する
誰が：_____が
いつ：_____までに

アクションプラン❷
何を：_____する
誰が：_____が
いつ：_____までに

アクションプラン❸
何を：_____する
誰が：_____が
いつ：_____までに

アクションプラン❹
何を：_____する
誰が：_____が
いつ：_____までに

⑥自部署の理想のイメージをつくる

〈イメージの例〉

・自宅の雰囲気に近い病棟（自宅に帰る前の準備病棟）

・すぐにケアや支援ができる病棟

・患者が必要としていることをすぐに提供できる病棟

・家族の疲労にも対応できる病棟

・リハビリテーションを含めたケアにより，ADLが維持・増進できる病棟

これらの内容を基に，自部署の理想のイメージをつくる

◆一言で言ったら，どんな病棟にしたいかを考えてみましょう。

⑦病棟のビジョンを考える

病棟の理想のイメージから部署のビジョンをつくります。

◆以下の説明を参考にし，書いてみましょう。

優れたビジョンの特徴を参考に「**誰にでも分かりやすく，誰にも共感を抱かせる，そして覚えやすい内容**」とし，「目に見えやすい」「実現が待望される」「実現可能である」「方向性を示す」「柔軟である」「コミュニケートしやすい」という6つの指標に沿うものとしましょう。

◆自部署の理想のイメージからビジョンを考えてみましょう。

⑧自部署のANS導入をイメージする

◆以下の説明を参考にし，書いてみましょう。

ANSは，主体的に看護を行う看護方式です。他者によりかかることなく，自分が行いたいと思っている看護を実現するものです。それには自立／自律が必要ですが，他者との助け合いなどの相互支援も必要になります。これら遂行のために，まず，自分自身がどのような看護をしたいと考えているのか，自分のイメージを文字にすることが必要です。また，そのイメージはできる限り具体的な方が実現可能となります。上記の内容について整理してみましょう。正解はありません。例を参考にし，自分が考えているままに書いてみましょう。

◆次のことについて，イメージをしてみましょう。

- ・ANSについて，どのように看護現場に浸透させていくか？（教育）

  例：アメーバ・リーダーを推進者として現場に浸透させていく。

- ・ANSの組織をどうようにつくるのか？

  例：なぜ今ANSが必要なのかをアメーバ・チーム内で議論することから始める。

- ・アメーバ・チームはどのように運営するのか？

  例：ANSの定義，フィロソフィー，コンセプト，行動方針，行動目標，行動原則を基にANSを運営していく。

- ・日々のANSの看護業務はどのように行うのか？

  例：各アメーバ・チーム内でアメーバ・リーダーがメンバーに受け持ち患者を割り当てチーム全体で支援しながら行う。

- ・ANSの情報の共有はどのように行うのか？

  例：縦の連絡と横の連絡のマトリックスを活用し，完全に情報が伝達・共有されるようにする。

- ・定時で帰宅するためにはANSをどのように活用すればよいのか？

  例：業務の速い者が業務の遅い者を手伝うという配慮の風土をつくり出す。

- ・新人をどのように育成するのか？

  例：副アメーバ・リーダーをプリセプターとし，さらにアメーバ・チーム全体で新人または中途採用者を育成するように支援する。

- ・病棟の業務をどのように分担するのか？

  例：各アメーバ・チームで部屋別に業務分担し，アメーバ・リーダーを中心にアメーバ・チームで支援しながら継続した看護を責任を持って行っていく。

- ・どのように進捗管理をするのか？

  例：月ごとに達成できる可能性のある小さなチャレンジ目標を決め，一つひとつの問題をチームでクリアしながら，次の目標にチャレンジしていく。

- ・どのように退院支援業務を行うのか？

  例：個々の患者が在宅復帰できるように入院当初よりプランを考え，アメーバ・チーム全体で支援していく。

- ・週間予定はどうするか？

  例：病棟単位で大まかな週間予定を決め，アメーバ・チームでさらに役割分担する。

●自部署へのANS導入による組織化の実際（変革）

①ANS導入の必要性を啓発する

　今なぜANS導入が必要なのか，話すストーリーを考えましょう。そして，スタッフに看護方式は現状のままでよいのかを問いかけましょう。

◆以下の説明を参考に，書いてみましょう。

　ANSの導入は，看護部にとって一種の変革とも言えます。ANSを成功させるためには，コッターの変革理論である8段階のプロセスを参考にするとよいでしょう。

```
①危機意識を高める
②変革推進のための連帯チームを築く
③ビジョンと戦略を生み出す
④変革のためのビジョンを周知徹底する
⑤従業員の自発を促す
⑥短期的成果を実現する
⑦成果を生かして，更なる変革を推進する
⑧新しい方法を企業文化に定着させる
```

　このうち，最も重要なのは「①危機意識を高める」です。**なぜ，今ANSを導入する必要があるのか，現在の危機的状況を語る**ことが必要です。そして，その方法は**戦略的コミュニケーション**でなければなりません。思っていることを率直に伝えるだけでなく，**ストーリーを意識して伝えましょう。**

〈話すストーリー〉

②ANSの特徴と理解を促す

ANSを理解してもらうために，伝えなければならないことを整理します。

◆以下の説明を参考にし，書いてみましょう。

ANSの特徴を一口に言うとすれば，「一人ひとりのスタッフが主役／自立・自律を目指すための看護方式である」ということです。そして定義は，「全員参加型・小集団方式による看護方式であり，看護業務と人材育成の同時成立を可能にする看護方式」です。また，ANSのフィロソフィーは「アメーバ・チームのメンバーの一人ひとりが人の心を大事にして，同じ看護の目的のために一丸となる」，コンセプトは「アメーバのように自由自在に分裂，小集団，全員参加で一人ひとりの看護師が看護の主役」としています。その他の特徴としては，「全員参加型」「小集団方式」「情報の共有化」「人材育成」「相互支援」「チーム力向上」です。これらの内容を整理しながら，思いつくままに書いてみましょう。

〈ANSの概要〉

③ANS導入に際しスタッフの力関係を可視化する

　反対派・賛成派を見極め，スムーズかつ効率的にANSを導入できるようにするため，リッチピクチャーを作成し，顕在化していない人間関係などを可視化しましょう。

◆以下の説明を参考にし，書いてみましょう。

　ANSを成功させるためには，反対派や中立派を味方に転換させることが必要です。そのためには，実際にANS導入に対して周囲のスタッフがどのように考えているかを整理することが重要です。そのため，リッチピクチャー（第9章P.158・159参照）を活用して勢力図を描いてみましょう。最低限描くものは，次の3つです。

①Structure（構造）：**自組織・自部署の構造的特性・協力関・人間模様**

②Process（過程）：**自組織・自部署の構造，人間模様の過去・現在・将来にわたる**
　変遷

③Climate（風土・雰囲気・想い）：**組織構造内の権限・パワー・利害関係・組織の**
　意思決定の傾向や組織の価値観

〈リッチピクチャー〉

④アメーバ・リーダー，統括アメーバ・リーダー，副アメーバ・リーダー，アメーバ・メンバーを選出する

アメーバ・リーダーは，リッカートの「連結ピンモデル」のピンです。リッカートの連結ピンモデルでは，マネジメントには連結ピンの役割を果たす上層と下層をつなぐ橋渡しの役割を担う者が重要とされています。

◆以下の説明を参考に，書いてみましょう。

ANSの組織をつくるにあたっては，まずアメーバ・リーダーを選出し，その中から統括アメーバ・リーダーを選出します。次にスタッフを各アメーバ・チームに分配し，その中から副アメーバ・リーダーを選出します。

1）アメーバ・リーダーの選出

アメーバ・リーダーA：＿＿＿＿＿＿＿＿＿＿＿＿＿＿＿＿＿＿＿

アメーバ・リーダーB：＿＿＿＿＿＿＿＿＿＿＿＿＿＿＿＿＿＿＿

アメーバ・リーダーC：＿＿＿＿＿＿＿＿＿＿＿＿＿＿＿＿＿＿＿

アメーバ・リーダーD：＿＿＿＿＿＿＿＿＿＿＿＿＿＿＿＿＿＿＿

2）統括アメーバ・リーダーの選出

統括アメーバ・リーダー：＿＿＿＿＿＿＿＿＿＿＿＿＿＿＿＿＿

3）副アメーバ・リーダーの選出

副アメーバ・リーダーa：＿＿＿＿＿＿＿＿＿＿＿＿＿＿＿＿＿＿

副アメーバ・リーダーb：＿＿＿＿＿＿＿＿＿＿＿＿＿＿＿＿＿＿

副アメーバ・リーダーc：＿＿＿＿＿＿＿＿＿＿＿＿＿＿＿＿＿＿

副アメーバ・リーダーd：＿＿＿＿＿＿＿＿＿＿＿＿＿＿＿＿＿＿

4）アメーバ・メンバーの選出

Aアメーバ・チーム：＿＿＿＿＿＿＿＿＿＿＿＿＿＿＿＿＿＿＿

Bアメーバ・チーム：＿＿＿＿＿＿＿＿＿＿＿＿＿＿＿＿＿＿＿

Cアメーバ・チーム：＿＿＿＿＿＿＿＿＿＿＿＿＿＿＿＿＿＿＿

Dアメーバ・チーム：＿＿＿＿＿＿＿＿＿＿＿＿＿＿＿＿＿＿＿

⑤ANSの組織図を作る

　各アメーバ・チームのメンバーが全員決まったら，それぞれを組織図の中に入れていきます。

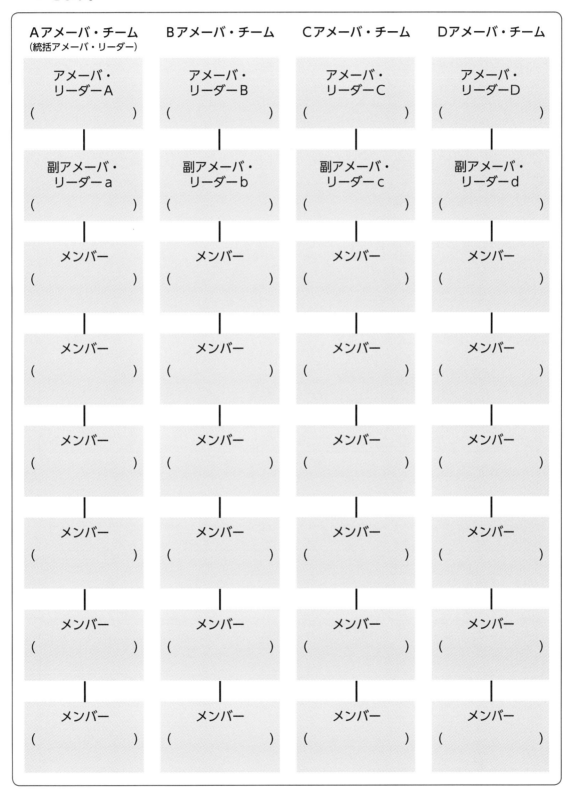

⑥ANSのチーム体制を考える

　組織図が完成したら，ANSのチーム体制の仕組みをつくります。

◆以下の説明を参考に，書いてみましょう。

1）アメーバ・チームの受け持ち患者の配分を決める

　どのアメーバ・チームがどの病室を担当するか決め，偏らないように均等に受け持てるように配慮します。

2）指示受けリーダー業務の体制を決める

　医師の指示受けは指示受けリーダーが行います。また，副アメーバ・リーダーはアメーバ・リーダーの代行を行います（アメーバ・リーダーの不在時または指示受けリーダー業務を行う場合は副アメーバ・リーダーがアメーバ・リーダーの代行を行います）。

〈受け持ち患者の配分〉

Aアメーバ・チーム：1号室〜（　　　　）号室

Bアメーバ・チーム：（　　　　）〜（　　　　）号室

Cアメーバ・チーム：（　　　　）〜（　　　　）号室

Dアメーバ・チーム：（　　　　）〜（　　　　）号室

※担当病床は2週間ごとにローテーションする

〈指示受けリーダー業務の体制〉

⑦情報共有を密にする仕組みをつくる

ANSで最も重要である情報共有の仕組みをつくります。

◆以下の説明を参考に，書いてみましょう。

1）アナログによる情報共有のルールを決める

ANSでは，口頭での伝達や日々の打ち合わせなどを密に行うことにより，情報の共有を図っています。アメーバ・ミーティング（モーニング・ミーティング），アメーバ・リーダー会議（ウイークリー・ミーティング）などを活用してみましょう。

2）デジタルによる情報共有のルールを決める

電話やメール，LINEなどのソーシャルメディアを活用し，情報がスピーディーに伝達かつ共有されることを目指します。その際，情報の重要度に応じて，A，B，Cのようにランクを決め，情報が漏洩しないようにします。また，ANS連絡網をそのまま災害時の連絡網に活用すると，さらによいでしょう。

〈アナログによる情報共有のルール〉

_____

_____

_____

_____

〈デジタルによる情報共有のルール〉

縦の連絡経路

_____

_____

_____

_____

横の連絡経路

_____

_____

_____

_____

災害時の連絡方法

_____

_____

_____

_____

⑧ANSの受け持ち患者体制の仕組みをつくる

ANSの受け持ち患者体制の仕組みをつくります。

◆以下の説明を参考に，書いてみましょう。

受け持ち患者体制の仕組みについて，部署で話し合います。毎日の受け持ちはどのように分担するのか，安全に仕事をするためにはどのような工夫をしたらよいのか，週間の業務分担はどのようにするのか，メンバーが急に休んだ時のリリーフ体制はどうするか，仕事と家庭を両立できるよう定時で帰宅するためにはどうするのかなど，具体的に決めていきます。

〈受け持ち患者体制〉
・毎日の受け持ち

_____

_____

_____

_____

・安全管理体制

_____

_____

_____

_____

・週間業務分担

_____

_____

_____

_____

・メンバーの急な休みへの対処

_____

_____

_____

_____

・定時で帰宅する仕組み

_____

_____

_____

_____

⑨アメーバ・チームで小さな目標を決める

アメーバ・チームで小さな目標を決めて取り組みましょう。

◆以下の説明を参考に，書いてみましょう。

　ANSの行動原則の一つは「行動する」です。絶えず新しい目標にチャレンジすることが必要です。目標は，手の届かない高いものではなく，頑張れば達成できるものにしましょう。この積み重ねが，看護の質を上げることに貢献できると考えます。

1．アメーバ・チーム内の問題は何か？（ケア，アクシデント，スキル，情報伝達，コミュニケーションの問題など）

　　→P.115①参照

2．問題を共有した後，アメーバ・チームで要因分析をする

　　→P.115②・③参照

3．上記の2つを踏まえた上で，毎月ANSの具体的なチャレンジ目標（身の丈目標）を各アメーバ・チームで決める

　　→P.115④参照

4．どのように取り組むかアメーバ・チームでアクションプランを立てる

　　→P.115⑤参照

5．実施する

6．できたこと・できなかったこと（その理由も）を検討し，評価修正する

　　→P.115⑥参照

ANS月間目標シートの例です。第6章P.114の記入例を参考にして作成してみましょう。このシートを作成することにより，どのアメーバ・チームがどのような目標に取り組んでいるかが明確になります。アメーバ・チームがお互いに切磋琢磨すれば，さらに，良い看護を行うことにつながるでしょう。

〈ANS月間目標シート〉

部署	アメーバ・リーダー	前月の目標	達成状況	今月の目標
			○・△・×	
			○・△・×	
			○・△・×	
			○・△・×	
			○・△・×	
			○・△・×	
			○・△・×	
			○・△・×	
			○・△・×	
			○・△・×	
			○・△・×	
			○・△・×	
			○・△・×	
			○・△・×	
			○・△・×	
			○・△・×	

〈記載上の注意〉
・目標は抽象的なものではなく，実現できる小さな目標（身の丈目標）としましょう。
・アメーバ・チームで話し合って目標を考えてください。部署全体で同じ目標に取り組んでもよい。
・達成状況を「○⇒達成，△⇒だいたい達成　×⇒達成できなかった」で評価します。
・達成できたら次の目標にトライしましょう。

⑩ANS委員会を発足させ全体会議を開催する

ANS委員会は，ANSの行動原則「考える」「学習する」「実践する」「支援する」「助けを求める」を反映する場です。看護部全体としての全体最適という考え方が醸成されます。

◆以下の説明を参考に，作成しましょう。

まず，ANS委員会の規定を作成します。

【目的】　アメーバ・リーダーの意見を吸い上げ，ANSをさらに良いものにする。

【運営会議】　ANS委員会としての全体会議を開催する。

【参加者】　アメーバ・リーダー（不在時は副アメーバ・リーダー）

【会議日程】　月1回第3金曜日，13時30分より行う。

【会議内容】　・アメーバ・チームの運営状況

　　　　　　・アメーバ・リーダーからの目標についての報告

　　　　　　・看護師長・看護部長からの報告と連絡

　　　　　　・その他の伝達事項

上記を参考にANS委員会の規定を考えてみましょう。ANS委員会の全体会議を月1回程度開催します。院内のアメーバ・リーダーが全員集まりますので，この会議により，スタッフの考えなどが吸い上げられるボトムアップの会議となります。他のアメーバ・チームで現在問題となっていることを把握でき，アクシデントへの対策をしたりアクシデントを未然に防止したりすることができます。月に1回ですが，アメーバ・リーダーが他のアメーバ・リーダーから刺激をもらえる機会となります。

規定が決まったら，会議を開催します。会議の内容と進行は，以下のとおりです。

---

①司会者のあいさつ

②看護部長から（看護部の展望など）

③アメーバ・リーダーへの教育

④連絡事項

⑤各アメーバ・チームの目標の達成状況および次の目標の発表

〈ANS委員会規定〉

目的：＿＿＿＿＿＿＿＿＿＿＿＿＿＿＿＿＿＿＿＿＿＿＿＿＿＿＿＿＿

運営会議：＿＿＿＿＿＿＿＿＿＿＿＿＿＿＿＿＿＿＿＿＿＿＿＿＿＿＿

参加者：＿＿＿＿＿＿＿＿＿＿＿＿＿＿＿＿＿＿＿＿＿＿＿＿＿＿＿＿

会議日程：＿＿＿＿＿＿＿＿＿＿＿＿＿＿＿＿＿＿＿＿＿＿＿＿＿＿＿

会議内容：＿＿＿＿＿＿＿＿＿＿＿＿＿＿＿＿＿＿＿＿＿＿＿＿＿＿＿

⑪アメーバ・リーダーを教育する

アメーバ・リーダーとして「あるべき姿」が部署に浸透するよう，アメーバ・リーダーには第8章で詳説した15項目について教育を行います。

◆**以下の説明を参考に，書いてみましょう。**

人を束ねることが初めてのアメーバ・リーダーの立場で，困難や問題を乗り越えるためにはどのような心構えや行動が必要かが分かる内容としましょう。

〈アメーバ・リーダー「あるべき姿」の15項目〉

1．振る舞い
_____

2．仕事観
_____

3．役割
_____

4．人の束ね方
_____

5．嫌われる勇気
_____

6．リーダーシップ
_____

7．心構え
_____

8．理想のアメーバ・チーム
_____

9．反抗的メンバーへの対応
_____

10．セルフコントロール
_____

11．失敗行動の回避
_____

12．メンバーへの傾聴
_____

13．アメーバ・チームの連帯感
_____

14．スタッフとの親近感
_____

15．チーム内の人間関係の調整
_____

⑫看護部長，看護師長，アメーバ・リーダーの3者面談を行う

◆以下の説明を参考に，書いてみましょう。

アメーバ・リーダーの悩みや意見に傾聴し，指示するというよりは方向性を自ら決められるように支援します。また，困難に直面しているリーダーには，話すことが癒されるように助言します。少しずつ，次世代のリーダーとして育てていきましょう。

1）目的

看護部長，看護師長との3者面談により，アメーバ・リーダーの承認欲求を満たし，意欲を創出する。

2）日時・期間：半年～1年に1回

〈3者面談シート〉

アメーバ・リーダーの発言や反応を書きましょう。

・ANSはうまく機能しているか。改善点はあるか

アメーバ・リーダーの回答⇒＿＿＿＿＿＿＿＿＿＿＿＿＿＿＿＿＿

・情報の共有化はうまくいっているか

アメーバ・リーダーの回答⇒＿＿＿＿＿＿＿＿＿＿＿＿＿＿＿＿＿

・業務は円滑にできているか

アメーバ・リーダーの回答⇒＿＿＿＿＿＿＿＿＿＿＿＿＿＿＿＿＿

・定時で帰宅できているか

アメーバ・リーダーの回答⇒＿＿＿＿＿＿＿＿＿＿＿＿＿＿＿＿＿

・リーダーシップを発揮できているか

アメーバ・リーダーの回答⇒＿＿＿＿＿＿＿＿＿＿＿＿＿＿＿＿＿

・メンバーとの信頼関係は構築できているか

アメーバ・リーダーの回答⇒＿＿＿＿＿＿＿＿＿＿＿＿＿＿＿＿＿

・今後チームをどのように牽引していきたいか

アメーバ・リーダーの回答⇒＿＿＿＿＿＿＿＿＿＿＿＿＿＿＿＿＿

・将来のキャリアはどう考えているか

アメーバ・リーダーの回答⇒＿＿＿＿＿＿＿＿＿＿＿＿＿＿＿＿＿

・メンバーの中で悩みを抱えたり退職希望を出していたりするスタッフはいないか

アメーバ・リーダーの回答⇒＿＿＿＿＿＿＿＿＿＿＿＿＿＿＿＿＿

・決められたルールや法令は遵守できているか

アメーバ・リーダーの回答⇒＿＿＿＿＿＿＿＿＿＿＿＿＿＿＿＿＿

・安全は守られているか。メンバー同士，事故を防ぐように支援し合っているか

アメーバ・リーダーの回答⇒＿＿＿＿＿＿＿＿＿＿＿＿＿＿＿＿＿

⑬全スタッフへのANSの啓蒙と教育による部署への浸透を図る

◆以下の説明を参考に，書いてみましょう。

　　下記を参考にANSを全看護スタッフに理解してもらうための研修を考えます。第2章のダイジェスト版を読み物として活用したり，この資料集を活用したりして研修内容を組み立てることもできます。講師については，アメーバ・リーダーが担当すると，アメーバ・リーダー自身もさらにも深く理解することになることでしょう。

	内容	テーマ	講師
4月	新人オリエンテーション 「今日からあなたもANSの仲間」	「ANSに慣れよう」	【　　　　　】
6月	ANSの理解Ⅰ 「ANSの特徴」	「ANSとは？」	【　　　　　】
8月	ANSの理解Ⅱ 「一人ひとりの看護・介護職が主役」	「ANSの目指すもの」	【　　　　　】
10月	ANSの理解Ⅲ 「情報の共有化の重要性」	「ANSで相互支援， ANSで医療事故を阻止する」	【　　　　　】
12月	ANS取り組み改善事例 （TQC）発表	「ANSで改善できたこと」	各部署から発表

〈ANS研修プラン〉

	内容	テーマ	講師
4月			
6月			
8月			
10月			
12月			

あとがき

　私たちを取り巻く環境は，近年急激に変化しています。地球温暖化によるさまざまな異変，生物体としてのウイルスとのせめぎ合いなどSF映画さながらです。そして，これらの出来事は瞬く間に世界中を駆け巡ります。

　グローバル化した今では，ある国で起こった感染症が世界中に拡散したり，ある国の経済破綻が世界恐慌を招くように環境の変化のスケールは大きくなり，一国のみの問題ではなくなりました。しかし，組織が永続していくには，こうした環境の変化に対応しなければなりません。そして，環境の変化に適応するには，どんな変化にも対応できる組織をつくっていくしかありません。それは，看護の世界においても同じです。

　看護が地球規模の環境の変化に適応するためには，

・看護を実現するために集まった者たちの共同体であること

・環境の変化にひるまない精神を持った専門性の高い集団であること

・迅速で的確な意思決定と行動ができること

・人々の不安や孤独や恐怖に寄り添い，勇気づけることのできるコミュニケーション能力があること

などが求められると考えています。そして，これらを実現するためには，そのような仕組みをつくることが必要です。

　こうしたことから，私は看護部長を務める中で長年温めてきた中小規模病院独自の看護方式を実現させたいと考えるようになりました。中小規模病院は，規模は小さくても組織としての体裁は大規模病院と変わらないにもかかわらず，有限であるヒト・モノ・カネなどの資源は大規模病院にはかないません。これを補うのが看護管理者の叡智ではありますが，暗黙知となっていることも多く，そのことが中小規模病院の質の向上を妨げている要因の一つであると推察しています。だからこそ，標準的な仕組みがあれば看護の質の向上に貢献できると考えたのです。

　今回，本書を執筆する機会をいただき，今，思うのは，私が作ろうとしていたのは，実は看護部組織そのものであったということです。つまり，「ANSは看護方式であると共に看護組織システムでもある」ということです。そしてANSは，現代の環境の変化にアメーバのように自由自在に適応できるようにつくられているということです。環境の変化に対応するには，"情報の共有化"が鍵となりますので，ANSは，この情報を伝達・共有する仕組みを重視したシステムです。

　看護方式の変更は，変革そのものです。変革には抵抗勢力がつきものですが，ANSをスタッフに浸透させていくプロセスにおいて，スタッフからの抵抗はありませんでした。これは，スタッフが親しみやすい看護方式であったからに違いないと自負しています。

　日本の多くの病院がANSを取り入れ，看護部組織の基盤を強固なものにしていただくことを祈念しております。

佐藤美香子

引用文献

〈第1章〉
1）稲盛和夫：アメーバ経営，P.39，40，日本経済新聞社，2010.
2）前掲1），P.44.
3）京セラ株式会社ホームページ
　https://www.kyocera.co.jp/company/philosophy/index.html（2020年12月閲覧）
4）前掲1），P.23.
5）前掲1），P.36.
6）前掲1），P.56.
7）厚生労働省ホームページ：平成30（2018）年医療施設（動態）調査・病院報告の概況
　https://www.mhlw.go.jp/toukei/saikin/hw/iryosd/18/dl/02sisetu30.pdf（2020年11月閲覧）

〈第2章〉
1）稲盛和夫：アメーバ経営 ひとりひとりの社員が主役，P.23，日本経済新聞社，2006.
2）R. リッカート著，三隅二不二：経営の行動科学―新しいマネジメントの探究，P.225，ダイヤ
　モンド社，1964.

〈第3章〉
1）稲盛和夫：アメーバ経営―ひとりひとりの社員が主役，P.27～28，日本経済新聞出版，2006.

〈第4章〉
1）稲盛和夫：アメーバ経営―ひとりひとりの社員が主役，日本経済新聞出版，2006.
2）前掲1），P.23
3）前掲1），P.22～58

〈第9章〉
1）古川久敬：構造こわし―組織変革の心理学，P.127，誠信書房，1990.
2）産業能率大学総合研究所ソリューションシステム開発部組織変革研究プロジェクト編著：チェ
　ンジ・エージェントが組織を変える 組織変革実践ガイド，P.115，産能大出版部，2005.

参考文献

1）佐藤美香子：看護管理実践計画書 標準テキスト，日総研出版，2016.
2）佐藤美香子：主任・中堅看護師 課題解決フレームワーク，日総研出版，2017.
3）佐藤美香子：看護マネジャー 意思決定フレームワーク，日総研出版，2018.
4）佐藤美香子：連載『看護部長のためのセレンディピティマネジメント 戦略的思考シリーズ
　中小規模病院のための看護方式「アメーバ・ナーシング・システム（ANS）を一緒に考えよう！」，
　看護部長通信，Vol.15，No.5，2017.より連載継続中
5）佐藤美香子：看護方式と人材育成を一体化！ 自立・自律した個人とチームを実現するアメー
　バ・ナーシング・システム（ANS），ナースマネジャー，Vol.20，No.9，P.2～8，2018.
6）渡邉孝雄，小島理市，佐藤美香子：医療の生産性向上と組織行動，診断と治療社，2010.
7）稲盛和夫：稲盛和夫の実践アメーバ経営，日本経済新聞出版，2017.
8）国友隆一：稲盛和夫・アメーバ経営，ぱる出版，2010.
9）稲盛和夫著，京セラ株式会社編：稲盛和夫経営講演選集第4巻 繁栄する企業の経営手法，ダ
　イヤモンド社，2016.
10）三矢裕，谷武幸，加護野忠男：アメーバ経営が会社を変える，ダイヤモンド社，1999.
11）森田直行：全員で稼ぐ組織 JALを再生させた「アメーバ経営」の教科書，日経BP社，2014.
12）ジョン・P・コッター著，黒田由貴子，有賀裕子訳：第2版 リーダーシップ論，ダイヤモン
　ド社，2012.
13）ポール・ハーシー他著，山本成二他訳：入門から応用へ 行動科学の展開―人的資源の活用，
　P.39，生産性出版，2000.
14）スティーブン P. ロビンス著，髙木晴夫訳：【新版】組織行動のマネジメント―入門から実践
　へ，ダイヤモンド社，2009.
15）井部俊子監修，勝原裕美子編：看護管理学習テキスト 第3版 第4巻組織管理論 2019年版，
　日本看護協会出版会，2019.